真健康 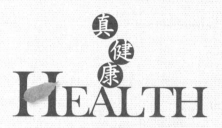HEALTH

王明勇
健康好煮義
—80道安心美食健康煮—

食療養生專家
王明勇老師——著

傳統美食改造，讓美味不再威脅你的健康

選擇食物，不要讓食物選擇你，是我常掛在嘴邊的話。食物從生產、運送、保存到烹調，最後我們以什麼樣的心情吃進身體，在在影響了我們的健康。

從事近二十年的健康飲食教育推廣活動，我深深地感受到，食物對每個人身體健康的影響有多大。從心理學的角度來看，大腦有「食物記憶」，隨著年齡增長，很多事情都會被遺忘，但是傳統食物的味道卻深深埋藏在我們的腦海中，所以在我從事食育推廣的過程中，時常發現很多人因為年紀大，健康開始拉警報，卻完全沒有辦法忘懷傳統食物的美味以及對他個人的情感連結，即使家人再三提醒，那樣的美食可能會讓三高、癌症等疾病惡化，還是無法阻止老人家想吃的慾望。

美味的傳統食物與對健康的威脅只能永遠對立，非要分出個勝負嗎？長輩無法忌口、家人的擔憂無可厚非，那何不將它好好改造，讓傳統美食也能開心地健康吃、安心吃呢？

食物對人類而言是一種文化，也是一種情感寄託，更是現代人紓解壓力的方法之一。我時常在健康節目中與其他專家、醫師聊到，現代有不少人深受肥胖威脅，不過卻很清楚單一食物減肥法或是意志力節食法，對減重者來說不但無法長久，反而對健康造成負面影響。與其限制自己這個不要吃、那個不能碰，不如好好改造它，讓每一口吃進身體的食物都是健康無負擔的。

在這本書裡我特別挑了食物中的四大關鍵，包括飲料、醬料、甜點還有傳統的主食，透過精心的營養調配，把大家最擔心的高油、高鈉、高糖等基本問題，以及纖維量過少、營養不均衡的常見隱憂調整過來。以醬料來說，我們都知道醬料是食物的靈魂，但醬料同時隱藏了很多鈉、糖、食品添加物的危機，導致很多小朋友從小無法建立健康的飲食習慣；家裡長輩的健康控制，包含膽固醇、高血壓、高血糖等問題，醬料亦是隱形的殺手之一，希望能顛覆大家對傳統醬料重口味、不健康的印象。

隨著近年來健康意識更加抬頭，幾乎所有的人都明白「糖」對身體造成的傷害不亞於鈉和油，而全球的糖尿病危機也越來越明顯，與飲料脫離不了關係，這也是為什麼我特別在書中講述「家庭健康飲料吧」的概念。這幾年來我不斷推廣生機食療，灌輸大家正確選擇食物、烹調食物、以好心情進食等觀念，但很多人以為健康飲料只限於精力湯、豆漿、米漿或是一些濃湯。坊間盛行的手搖杯，幾乎是每個家長的擔憂，我常常在社區教育中與婆婆媽媽們互動時感受到她們的無奈，小朋友不愛喝泡紅茶、綠茶，為什麼卻對外面的手搖杯趨之若鶩呢？答案很簡單，那就是我們在家做不出那樣的口感！因此我也希望透過這本書，示範好喝的飲料做法，在家依然可以用品質好的茶包、茶葉、咖啡，做出美味的飲料，且健康的好糖或代糖，像是椰糖、寡糖、蜂蜜、楓糖、糖蜜、赤藻糖、甜菊糖這些甜味來源，對身體來說較無負擔，並不需要擔心它對健康造成的影響。

　　別看小小一杯飲料，市售手搖杯一杯700cc平均含糖約五十至七十公克，相當驚人！而且普遍用的是人工果糖，即高果糖玉米糖漿，研究也證實它與糖尿病、脂肪肝的形成息息相關。我們說「飲食」，先飲後食，民以食為天，食以飲為先，飲料是生活中的常見食物也需要大家特別去關注。

　　這本書中的五十道主食都是老少咸宜的傳統創意料理，包括中式、日式、韓國、新加坡、馬來西亞、泰國及西式美食，也是我自己長久下廚的心得。各國的傳統美味都有它好吃的道理，只要我們用一點心，在營養的選材還有烹調方法上多一些改造，比方冷油料理、以好油烹煮、好鍋控制溫度等，真的可以做出讓口齒留香也讓身體無負擔的傳統美食，這是本書想傳達的最大重點，希望大家可以吃得開心又安心！

健康的三好理念

　　我一直推廣的三大健康理念，第一是「將健康烹調的權利拿回來」，隨著時代的變遷，外食機率增加，食安問題也層出不窮，現在的我們只享用食物烹調的結果，卻減少了接觸食物的過程，大快朵頤之餘，往往不知道自己吃進肚子裡的是健康還是毒藥。只有自己進廚房動手做，才有辦法為自己的食物把關，選擇優良的店家、無毒的食物、安全的產品。第二是「傳統美食健康做、安心吃」，保持身體健康不需要放棄對傳統美味的追求，只要多用點心，改變

3

它的原料及製程，降低對身體的負擔，絕對可以吃得開心又安心！第三則是
「健康飲食三好運動：食用者好、生產者好、環境更好」，每人每天都有三次
機會透過食材的選擇，來改變健康、改變食物生產者的生存條件及改變環境的
狀態，為地球的永續發展盡一份力量。今天家庭的掌廚者選擇什麼樣的食物、
什麼樣的烹調方法，不只影響家庭，更影響著四周環境。希望大家和我一起來
傳遞健康生活的三好理念！

我的養生口訣：

湯湯水水五分飽，
生鮮蔬果不可少，
少量多樣營養高，
清蒸水煮原味道，
好油烹調少爆炒，
菜肉菜飯順序好，
慢慢品嘗七分飽，
健康快樂活到老！

感謝參與此書的所有好朋友們，特別是凃淑芬老師及徐慈家營養師！

Contents

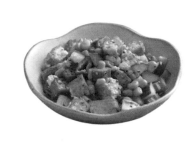

前言 2

主食

傳統美食健康吃

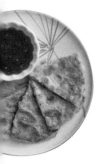

荔枝蝦仁炒豆皮 11

五味蔬果嫩里肌 13

台泰創意炒河粉 15

時尚彩虹酪梨塔 17

梅薑時蔬黃金雞 19

魚香茄子海鮮煲 21

海鮮巧達蔬菜湯 23

鳳梨紫蘇梅醬燒雞 25

方便快速廣東粥 27

香燉番茄紅扁豆 29

高纖如意排骨湯 31

高酵時蔬海鮮 33

三絲滷秋刀魚 35

破布子鮮魚煮 37

和風七福築前煮 39

茶油味噌菇菇燒肉 41

五行蔬菜酸魚湯 43

柿柿如意佛跳牆 45

蘋果椰香雞肉咖哩 47

薑汁雙薯燉肉 49

豪華紅酒醋燉牛肉 51

不上火麻辣鍋 53

雙豆雞丁壽喜燒 55

麻油漬薑片抄三絲 57

美味鳳梨檸檬魚 59

降血脂紅麴醬燒雞 61

爽脆檸檬辣椒蝦 63

香草養生抗癌湯 65

養生豆漿白菜滷 67

香煎藜麥豆腐漢堡排 69

花椰菜月亮蝦餅 71

客家桔醬燴排骨 73

檸檬百香拌海鮮 75

時蔬地瓜籤煎餅 77

美味醬香茄子燒 79

鮮美杏鮑菇素肉乾 81

泰式甜椒雞絲溫沙拉 83

秋葵豆腐溫沙拉 85

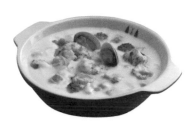

南洋水果沙拉（羅扎） 87
五星級優格黃金泡菜 89
高鈣芥蘭菜飯 91
羅勒石斑豆腐湯 93
韓式辣炒五花肉 95
空心菜蒼蠅頭 97

韓式水梨泡菜 99
番茄香燜馬鈴薯 101
時蔬咖哩鮭魚頭 103
低 GI 燕麥蔬菜涼麵 105
超級玉米素神湯 107
紅藜珍珠肉丸子 109

醬料

避開高熱量陷阱

洛神花高纖果醬 113
三椒辣油 115
黑豆豉小魚乾醬 117
手作好油美乃滋 119
黑麻油雙薑泥拌醬 121

優格蜂蜜芥末醬 123
雙菇黑胡椒醬 125
銀耳牛奶白醬 127
南洋XO辣椒醬（參巴醬Sambal） 129
泰式萬用酸辣椒醬 131

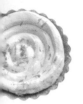

甜點

善用食物天然甜味

健康紫米茶 & 紫米八寶粥 135
蜜蓮子芋泥慕斯 137
古早味芝麻綠豆糕（紅扁豆糕） 139
香蕉椰絲布朗尼 141
低卡優格檸檬塔 143

全麥高纖薄餅 145
低糖堅果蛋糕 147
椰奶石榴冰 149
椰糖蜜薑（薑糖） 151
芒果椰漿黑米糕 153

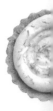

飲料

自製家庭健康飲料吧

鮮奶泡／奶蓋 157

雪克泡沫綠茶／奶蓋綠茶、拿鐵 159

雪克泡沫紅／花茶／奶蓋紅／花茶、拿鐵 161

濃縮黑咖啡／雪克冰美式咖啡 163

漂浮冰拿鐵 165

拿鐵咖啡／卡布奇諾 167

減糖生酮飲品——
防彈咖啡／奶茶 169

減糖生酮飲品——
原味椰香／巧克力／抹茶精力奶昔 171

堅果糙米香擂茶 173

杏仁酒釀銀耳露、水果酒釀銀耳露 175

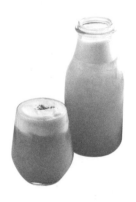

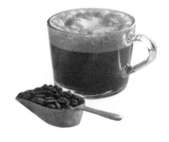

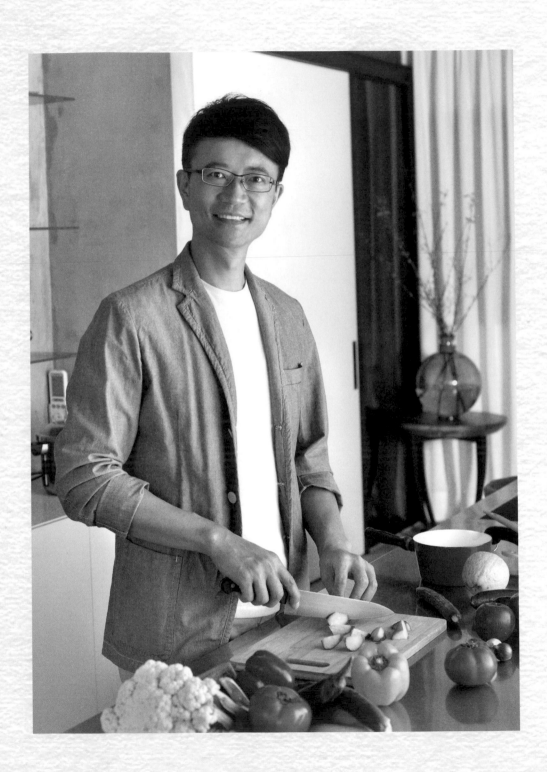

主食
傳統美食健康吃

很多人認為美食與健康無法劃上等號，多年來我一直推廣健康飲食概念，盡量減少外食，幾乎都是家人一起下廚，相信美味與健康絕對可以兼顧！我認為在家料理不難，而且只要花點巧思，全家可以攝取更多的營養，健康也會跟著來。

以下提供的食譜都是我在電視節目中做過的精選料理，台式的傳統美食、世界各地的風味美食皆有，當然也有中西合璧的創意料理，美味不減。在料理上我有個秘訣，就是習慣在一鍋中加入最大值的營養，也就是一個肉類的主食之外，搭配相當多的蔬菜、菇類及辛香料，那麼即便是忙碌的上班族家庭，晚餐這樣一鍋就已足夠！加上小孩隔日的便當，只要準備多一點份量，一鍋就能搞定！

我的健康飲食做法就是多吃當季蔬果、在地食物，將不同的食材入菜，不要總是只做自己愛吃的，讓食材受到局限，且一餐中的料理最好各種顏色都有，自然就容易攝取到不同的營養。此外，多食用含豐富膳食纖維的各種五穀雜糧、糙米飯、藜麥飯、多穀米等會比精製米食、麵食來得好！

家中食用油分為三大類：

1. 高溫烹調用油：高溫油炸時，建議選擇發煙點高、穩定度高及飽和度高的油脂例如：動物性的油脂如豬油、牛油、奶油，或植物性的苦茶油、芥花油、椰子油和棕櫚油，是比較好的選擇。

2. 中低溫烹調用油：進行一般的涼拌、蒸、煮、炒、煎等溫度不超過冒煙點的烹調時，可以選擇富含不飽和脂肪酸的植物油且輪流使用。

3. 保健補充用油：適時補充保健油營養食品，現代人普遍Ω3-不飽和脂肪酸不足，適合全家人的保健用油：例如亞麻仁籽油、紫蘇油、深海魚油等。男人攝護腺的保健用油：例如南瓜子油。女人內分泌的保健用油：例如月見草油。

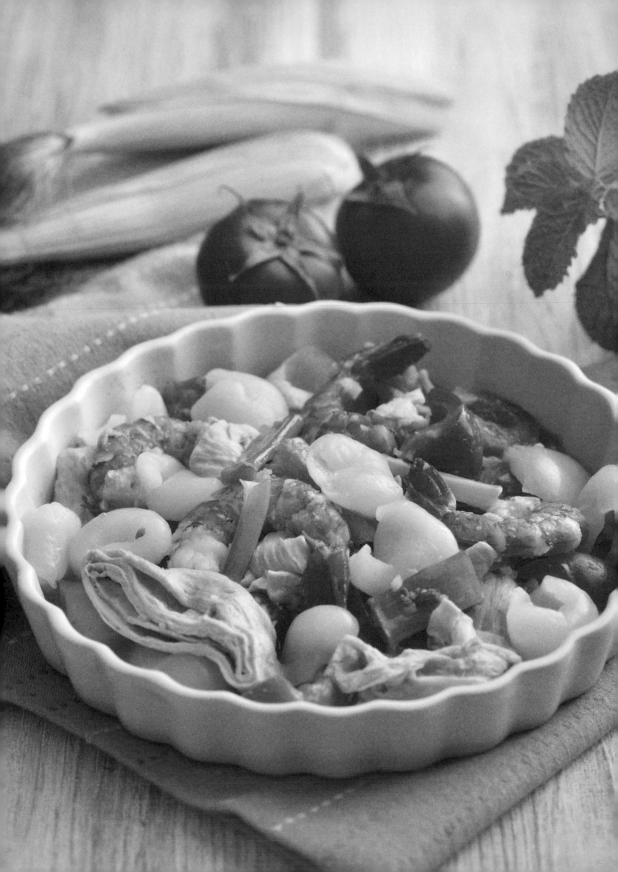

荔枝蝦仁炒豆皮

蝦子一隻熱量只有十卡，對減重者來說是很不錯的食物。有膽固醇問題的朋友時常有一個迷思，誤以為吃了膽固醇含量高的食物，人體的膽固醇就會提高。事實上造成低密度膽固醇（LDL）也就是壞膽固醇的殺手是反式及飽和脂肪。這道菜在做法上利用簡單的蝦高湯讓豆皮吸飽鮮甜的海鮮及蔬菜湯汁，加上荔枝的天然甜味，不必另外加味精和糖調味，更加健康！

材料

牛番茄……2 個	黃甜椒……半個	油……少許
嫩豆皮……3 片	蒜仁……3 顆	鹽……1 小匙
草蝦……6 尾	薑……1 片	
荔枝……8 顆	青蔥……2 根	
紅甜椒……半個	紅辣椒……1 根	

做法

❶ 食材清洗過後，薑、蒜切末，辣椒切末，青蔥切段，荔枝去殼並去籽留肉，豆皮切段，牛番茄切成半月形，蝦子去殼後肉及殼分開備用。

❷ 製作蝦高湯：起鍋下少許油，蝦頭爆香一下，煎出香味之後加一碗水煮開片刻即熄火，就可以做成蝦高湯。

❸ 另起一鍋下少許油，將蝦仁兩面煎香，同時下蒜末、薑末一同炒香。

❹ 蝦仁煎香後約八分熟取出備用，接著加入辣椒末、番茄繼續拌炒。

❺ 將另一鍋煮好的蝦高湯倒入少許，再加入蔥段、豆皮拌炒。

❻ 接著下荔枝及甜椒，翻炒一下即蓋鍋燜煮，讓豆皮吸收湯汁，煮至全部的食材軟化即可。

❼ 開蓋後加入鹽巴，拌炒一下，最後加入煎過的蝦仁翻拌一下就可以上菜了。

營養小叮嚀

荔枝甜度較高，對於血糖不穩又想吃到荔枝口感的人來說，將荔枝入菜代替糖來料理是一個不錯的方法。另外罹患痛風的朋友們，要注意攝取的量以及避免在症狀期食用，因為豆類製品及海鮮屬於中、高普林的食物，而針對這樣的族群，身體代謝普林的能力較差，就容易在血液中形成尿酸結晶並在末梢關節處沉積，誘發痛風。

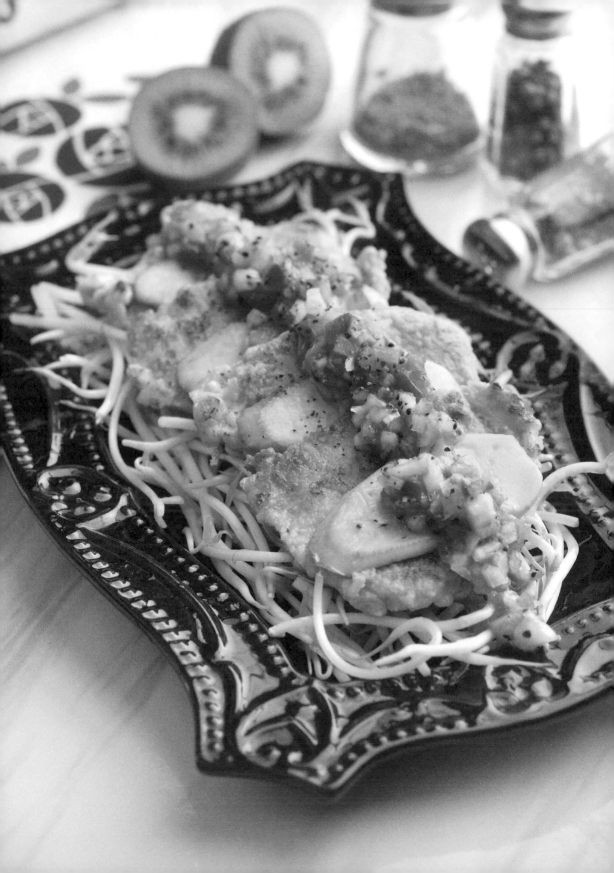

五味蔬果嫩里肌

這道用到多樣蔬果的料理,醬料可不是一般的五味醬,而是酸甜可口、高單位維生素的蔬果醬,可以為身體補充到維生素B與C。裡頭用到的綠豆芽可以自己在家種,除了更加安心,可以生吃之外,芽菜類本身有豐富的維生素C,怕生吃的人也不需要燙很久,過個熱水就可以吃。豬肉則是含豐富的B1,對人體的能量代謝、體力增強都有幫助喔!

材料

里肌肉片……5 片
杏鮑菇……1 根
綠豆芽……100 公克(1 碗)
米酒……1 湯匙
蛋白……1 個
鹽……1 小匙
麵粉……適量
油……少許

奇異蔬果醬汁材料

洋蔥……1/4 顆
紅番茄……1 個
奇異果……1 個
辣椒……少許
薑泥……1/2 小匙
蒜泥……1 小匙
番茄醬……1 湯匙
醬油膏……1 湯匙

香油……1 小匙
蔥花或香菜……少許

做法

❶ 里肌肉用米酒、蛋白、鹽抓醃後裹上麵粉,這個動作會讓肉片煎起來嫩一些,保水度也會比較好一點。

❷ 起鍋下少許油煎香肉片,再利用多餘的空間放置切片的杏鮑菇煎熟。

❸ 調製奇異蔬果醬汁:將半顆奇異果壓碎成泥,半顆奇異果切成丁,番茄和洋蔥也切成細丁,辣椒切細末,再混合入醬油膏、番茄醬、蒜泥、薑泥,最後加一點香油混拌即調製完成。

❹ 綠豆芽如果不喜歡生吃,用熱水瓶的水稍微過一下就好,瀝乾放涼之後鋪在盤底,再放上肉片及杏鮑菇,最後淋上蔬果醬汁也可以撒上少許黑胡椒粉。

營養小叮嚀

奇異果中的維生素 C 及番茄中的茄紅素,可幫助壓力大的現代人抗氧化、平衡身體過多的自由基,而洋蔥、辣椒、薑、蒜等辛香料,可以幫助開胃預防血栓並促進身體循環。所以食慾不好的長輩,或覺得吃醬料較多的菜會很有負擔的女孩們,都非常適合這道料理。

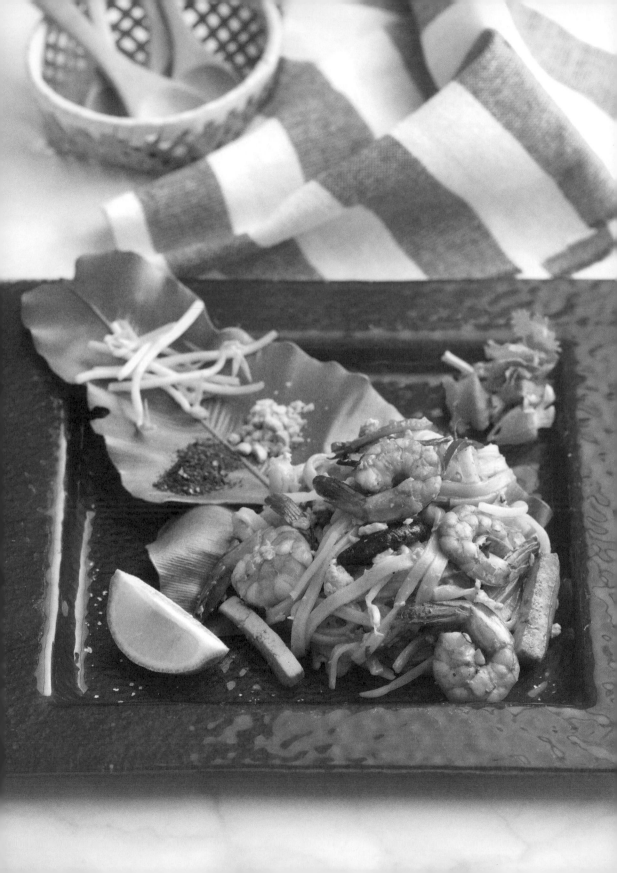

台泰創意炒河粉

台泰創意炒河粉，顧名思義就是結合台式菜脯風味，非傳統的泰式河粉做法。這道河粉需要一些鮮味來提味，既然會用到蝦仁，那就用蝦殼簡單做成蝦高湯，非常簡單！另外，裡頭用到的東南亞傳統辣醬（Sambal醬）也是我自己調製的，包括辣椒、紅蔥頭、香茅、乾蝦仁、薑黃等等，有點像XO醬的做法，平時也可以拿來當成常備醬料，炒菜、炒飯麵都很方便。

材料
草蝦 8 尾、泰式河粉 1 包（約 300 克）、蛋 2 個、韭菜 10 支、乾香菇 3 朵、菜脯 1 湯匙、豆乾 5 片、黑木耳 2 片、綠豆芽 1 碗、香菜少許、花生碎 1 湯匙、魚露 2 小匙、醬油 1 湯匙、羅望子（酸豆去籽）1 湯匙（可用台灣烏醋代替）、南洋 XO 辣椒醬（參巴醬 Sambal）1 至 2 湯匙、香油適量

做法
❶ 製作蝦高湯：起鍋下少許油，煎香蝦殼，香味出來之後，用泡香菇的香菇水熬煮成蝦高湯。
❷ 另起一鍋下少許油爆香菜脯、泡發乾香菇、豆乾、黑木耳拌炒，再淋入少許香油。
❸ 將材料移至鍋中的一邊，利用其他的空間放入打散的蛋液，炒成蛋碎。
❹ 放入蝦仁、韭菜，拌炒一下後放入魚露、醬油、南洋XO醬（參巴醬Sambal）、羅望子，翻炒至食材熟透。羅望子只取肉，籽不需要。
❺ 加入泡好的河粉、蝦高湯拌炒，用筷子攪圈圈的方式，慢慢讓河粉吸收到湯汁。
❻ 最後加入綠豆芽拌過即可起鍋，裝盤之後撒上花生碎及香菜。

營養小叮嚀

台灣有腎臟方面問題的人口多，大部分的人也都知道需要限制蛋白質，對肉類攝取斤斤計較，卻忽略了米、麵及其製品也含有植物性蛋白。主食的挑選需要謹慎，例如：冬粉、河粉、米苔目、板條等，都是安全低蛋白的主食類，可以安心食用。而這道台泰創意炒河粉料理，只要特別注意草蝦、蛋、豆乾等蛋白質食物的份量，腎功能不佳的人也可以安心地享用。

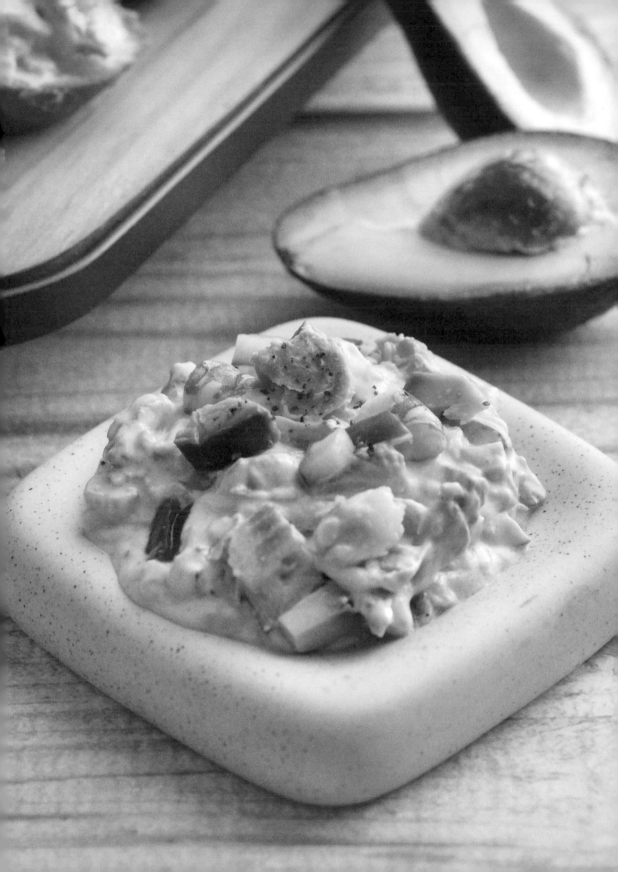

時尚彩虹酪梨塔

酪梨富含不飽和脂肪酸，有「最營養的水果」美譽。這道類似馬鈴薯沙拉的料理，做法相當簡單，顏色繽紛、相當美麗，做好之後可以放冰箱冷藏，甚至可以拿來塗麵包，非常好用！醬料中的無糖希臘優格是我自製的，用市售的優格也可以，但市售多半含糖，建議選擇無糖希臘優格。酪梨本身香氣足、滑順感夠，做沙拉可取代傳統的美乃滋，我特別多刮了它綠色的部分，讓沙拉醬呈現淡淡的綠色，更加漂亮。

材料

鮭魚……300 公克　　　　麵粉……少許
酪梨……1 個　　　　　　黃芥末醬……半湯匙
無糖希臘優格……半碗　　蜂蜜……1 湯匙
蝦仁丁……半碗　　　　　鹽巴……1 小匙
番茄丁……半個　　　　　洋蔥末……1 湯匙
小黃瓜丁……1 條　　　　檸檬汁……少許
法國麵包……8 片

做法

❶ 鮭魚撒上一點鹽巴之後，沾取薄薄的麵粉，下鍋煎熟，煎至表皮酥脆。

❷ 優格蜂蜜芥末醬：將希臘優格加黃芥末醬、蜂蜜、洋蔥末、鹽巴，混拌均勻。酪梨選熟透的部分把它壓成泥，加入醬料中。

❸ 蝦仁燙熟切丁，酪梨比較硬的部分切丁，再與小黃瓜丁、番茄丁混拌在一起。

❹ 鮭魚切大塊，有部分會散掉沒關係，再與❸拌在一起。

❺ 將醬料加入拌勻即成彩虹酪梨沙拉，可以用模型定型，也可以放在法國麵包片上食用。

營養小叮嚀

酪梨富含維生素 E、葉酸及 Omega-3 等營養素，口感綿密，讓人一口接一口！但許多人卻不知道，酪梨其實是屬於油脂類而非水果類，其中富含單元不飽和脂肪酸及多元不飽和脂肪酸等好油成分，可以幫助代謝壞的膽固醇，保護心血管；維生素 E 與 Omega-3 則對於對抗過敏有益處。但酪梨每 100 公克就相當於半碗飯的熱量，在做體重控制的族群，可不要因為好吃而攝取過量喔！

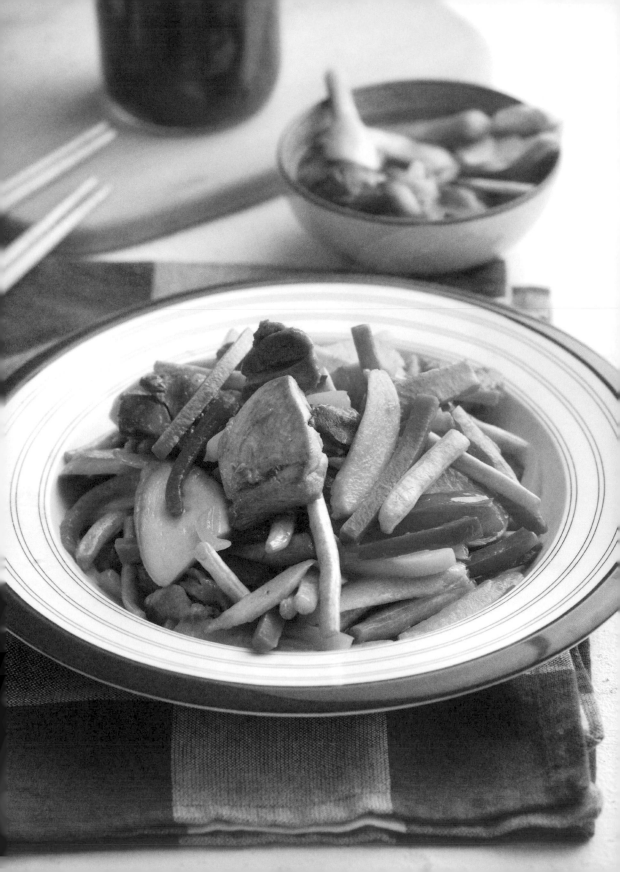

梅薑時蔬黃金雞

這道菜我使用自己釀製的梅醋嫩薑，約醃一個禮拜的時間剛剛好，它的辣味才會幾乎完全消失，比較沒有刺激味。梅薑醃製的時候必須全程放在冰箱冷藏，不能放置室溫。

以中醫觀點來說，薑的性味辛溫，它有健胃、開胃跟養胃的效果，所以腸胃不好的朋友可以吃一些薑來保養。另外，薑含有薑烯酚，是一種類黃酮的物質，有很好的抗氧化作用。自製梅薑不但可以直接當成可口的小菜吃，入菜做成各式料理不但好吃也方便！

材料

去骨雞腿肉或雞胸肉……400 公克　　自製梅醋薑片……適量
杏鮑菇……1 根　　　　　　　　　　自製梅醋薑湯汁……3 湯匙
四季豆……100 公克　　　　　　　　醬油……2 湯匙
黃甜椒……100 公克　　　　　　　　油……少許
紅蘿蔔……100 公克

做法

❶ 雞腿肉切塊，杏鮑菇切厚片，四季豆去頭尾及細絲後切段，紅蘿蔔去皮後切成與四季豆等長的長條，甜椒皆全部切絲。

❷ 起鍋加少許油，雞皮朝下放入雞腿肉塊去煎，待油逼出來之後放入杏鮑菇片一起乾煎，接著蓋上鍋蓋讓食材燜軟。

❸ 將比較不容易熟的四季豆先放入炒熟，最後再加入易熟的甜椒翻炒。

❹ 加入醬油調味，接著加入梅醋薑湯汁，起鍋前加入薑片翻拌一下即可。

❺ 自製梅醋薑片：將嫩薑切片後放入乾淨玻璃罐加入梅子醋淹過薑片及適量糖醃漬約一個禮拜即可。

營養
小叮嚀

薑的運用已有千年的歷史，在東南亞地區也時常被運用在料理之中。主要是其獨特的辛辣味可幫助去腥，而薑辣素本身可幫助祛寒、發汗，促進循環，甚至可以改善消化不良等不適症狀。這道梅薑時蔬黃金雞，先將梅子與薑醃製後再加入料理的做法，不但可以降低薑的嗆辣感，更讓許多對薑退避三舍的人也能吃到薑的營養。

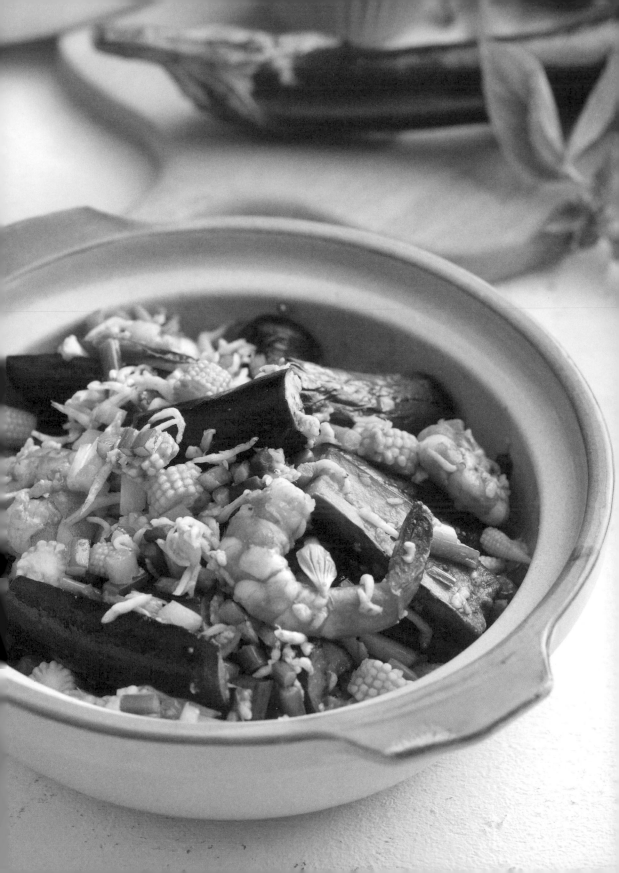

魚香茄子海鮮煲

傳統的魚香茄子是沒有魚的，茄子在燒過之後也易於軟爛，我特別在裡面加了讓口感增脆的玉米筍和韭菜花，也有一點蒼蠅頭的感覺。韭菜又名「起陽草」，以中醫觀點來看，它不只有眾所皆知的壯陽補氣功效而已，也有很好的殺菌作用，並且能夠增進食慾。

另外，糖的部分則用酒釀取代，讓這道海鮮煲的香氣更加濃郁；而最後加入的魩仔魚，雖然量不多，卻有畫龍點睛的效果！

材料

茄子……2 條	蝦仁……10 尾
玉米筍……5 根	魩仔魚……2 湯匙
韭菜花末……半碗	豆瓣醬……2 湯匙
薑泥……1/2 湯匙	酒釀……2 湯匙
蒜末……1 湯匙	油……少許

做法

❶ 茄子切長段之後，再縱切1/4，於白肉部分輕畫幾刀，讓它更容易入味；玉米筍和韭菜皆切細。

❷ 屬於脂溶性的茄子，以滾水燙過，水中可加一些食用油，水滾之後放進去立刻蓋上鍋蓋，燙約2分鐘後取出備用。

❸ 另起炒鍋下少許油，爆香蒜末，利用空餘的位置放入蝦仁煎香。

❹ 加入豆瓣醬炒香及薑泥炒香，再加入2大匙的酒釀拌炒。

❺ 接著加入燙好的茄子翻炒一下，再加入玉米筍，韭菜需快速炒熟所以最後再下。

❻ 起鍋前加入魩仔魚翻拌兩下即可。

營養小叮嚀

這道料理長輩應該會非常喜愛，因他們味覺較鈍，牙口也不好，而韭菜及茄子味道較重、較軟，好咀嚼也比較有味道。從營養價值來看，韭菜富含硫化物，對胃癌、大腸癌、肺癌、皮膚癌有益，胡蘿蔔素含量僅次於紅蘿蔔，可以預防夜盲、保健視力，纖維含量高可加快腸子蠕動，使有毒物質能快速地通過腸道排除，避免細胞癌化，故有「洗腸草」之稱。所以建議可多將韭菜加入料理之中，增加風味又有助預防癌症。

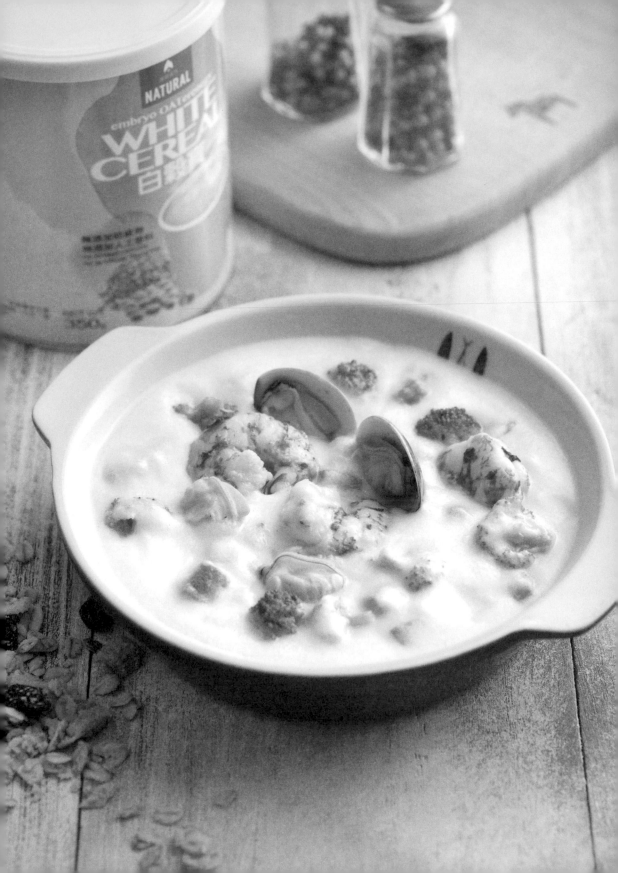

海鮮巧達蔬菜湯

這一道小朋友很愛的巧達湯，它使用了多種冷凍蔬菜。冷凍蔬菜一般有兩種，
一種是生的，像是冷凍花椰菜，一種則是熟的，像三色蔬菜丁。

很多人以為冷凍蔬菜不好，但其實只要冷凍設備完善，以花椰菜來說，就曾有
實驗將室溫與冷藏的比較過，冷藏的營養素保存得更加完善。另外，當颱風天
蔬菜供不應求時，這種冷凍蔬菜也幫了大忙，相當方便！

這道湯的湯底完全沒有用到油與麵粉，也可以當成白醬使用，其中我特別加了
即食燕麥片及燕麥粉，不但能增加濃稠度，也能增加膳食纖維。

材料

冷凍三色蔬菜丁 200 公克、冷凍花椰菜 100 公克、馬鈴薯 1 個、高麗菜 1/4 顆、
洋蔥 1/2 顆、蝦仁 6 尾、蛤蜊 200 公克、鮮奶 500cc、即食燕麥片或燕麥粉 2
湯匙、奶油 1 湯匙、鹽 1 小匙

做法

❶ 馬鈴薯去皮後切丁，洋蔥橫切圓片，高麗菜剝成小片，冷凍花椰菜過水讓它
軟化一點。

❷ 起鍋下馬鈴薯、洋蔥、三分之二的高麗菜及少許水蒸煮熟。

❸ 另起鍋加少許奶油，煎香蝦仁，再陸續加入冷凍花椰菜及三色蔬菜丁拌炒，
最後加入剩下的高麗菜炒熟。

❹ 撈出蒸熟的馬鈴薯、洋蔥及高麗菜，放入多功能食物調理機，再加入即食燕
麥片或燕麥粉及鮮奶，打成濃湯基底。

❺ 蒸煮馬鈴薯等蔬菜的鍋子不必清洗，原鍋放入蛤蜊蒸熟。

❻ 將打好的濃湯倒入蝦仁蔬菜鍋中煮滾。

❼ 將蒸熟的蛤蜊加入濃湯中，如果有太多沙子的蛤蜊就淘汰，蛤蜊湯也加一些
下去，最後加鹽調味即可。

**營養
小叮嚀**

一般巧達濃湯會額外添加麵粉讓湯的口感變得濃稠，而在這道料理中特別用即時燕
麥片取代麵粉，不僅可以喝到濃湯的濃郁口感，燕麥片本身的膳食纖維、鈣質豐富，
對於本來就不太喜歡吃蔬菜，膳食纖維攝取量偏低並正在發育的小朋友們來說，是
一道可以吃得開心又能額外攝取到纖維與鈣的好料理。

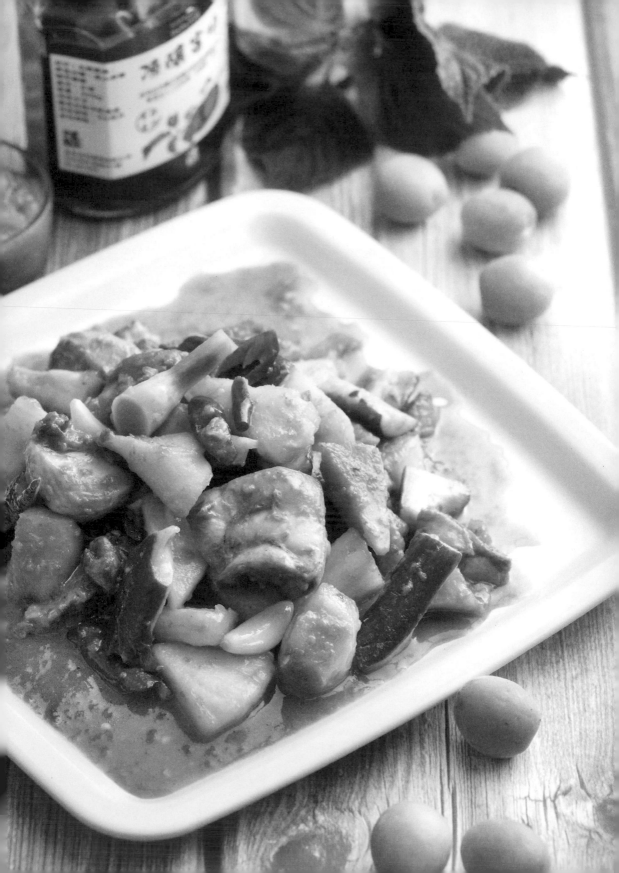

鳳梨紫蘇梅醬燒雞

我平常在家裡會做鳳梨紫蘇梅醬，它非常方便，可以入菜、可以沖成飲品，也可以直接當作果醬。尤其拿來做這道雞肉料理，鹹、酸、甜、香都有了，是小朋友很喜歡的口味。果醬中加入的紫蘇也是自己栽種的，因為紫蘇有它特殊的香氣，也有很好的抗菌作用，加進去之後不必久煮，香氣就會出來了！另外，因為沒有蔬菜，所以大量用了嫩薑，在產季時和雞肉一起煮，非常美味，而且更加健康。

材料

		鳳梨紫蘇梅醬材料
去骨雞腿……500 公克	蔥花……適量	鳳梨……1/2 個
嫩薑……2 塊	醬油……2 湯匙	紫蘇葉……數片
蒜仁……10 顆	米酒……2 湯匙	陳年梅子……約 5 顆
小黃瓜……2 根	香油……少許	麥芽糖……2 湯匙
鳳梨……1/4 個		

做法

❶ 先製作鳳梨紫蘇梅醬：將鳳梨以多功能食物調理機打碎，再將陳年梅子壓出梅肉泥，放入鍋中與鳳梨同煮，再加入麥芽糖拌勻，大火煮滾後再轉小火煮約五分鐘，邊煮邊攪拌。熬到收汁狀態剛好時，最後再加入紫蘇葉煮一下即完成。

❷ 雞腿肉切塊，小黃瓜切段之後拍碎，鳳梨切小塊，嫩薑切滾刀塊。

❸ 調製醬汁：將醬油、米酒及鳳梨紫蘇梅醬約3-4大匙攪拌均勻即可。

❹ 起鍋加一點香油，放入雞腿肉炒熟，利用剩餘的空間放入嫩薑塊炒香，再加入蒜頭炒過。

❺ 加入醬汁拌勻，蓋鍋燜一下，讓食材入味。

❻ 收汁之後加入鳳梨塊和小黃瓜拌炒一下即可熄火，食用前加蔥花。

營養小叮嚀

紫蘇葉的抑菌效果很好，富含維生素 B 群、鉀及鋅。許多人對鋅的認知僅限於男性保養，但鋅對於傷口的癒合、血糖的調控及味覺的敏感都有幫助。另外這道菜餚加入不少嫩薑，而嫩薑有利濕的效果，又不像老薑容易上火，除了大部分的人都可食用之外，也特別適合生活在高溫高濕氣候國家的人。

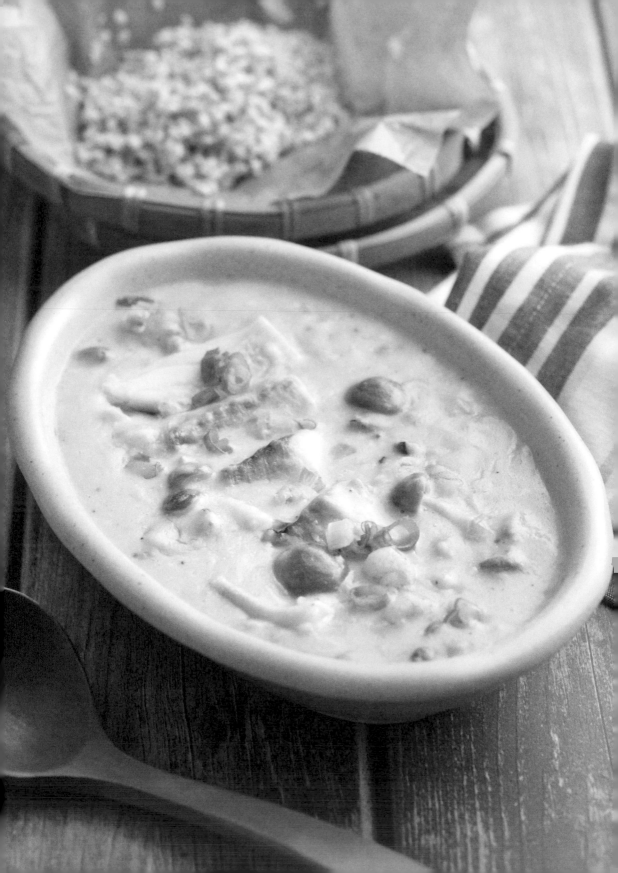

方便快速廣東粥

傳統的廣東粥一般都用白米熬煮，它的升糖指數高，所以我用糙米來取代。傳統的廣東粥做法，就是把白米熬到看不見顆粒，糊化程度高，費時也長，這道料理創新的做法，在製作上只需要幾分鐘，就可以完成口感和廣東粥非常像的米粥！無論是早餐還是午晚餐，就中醫觀點來說，喝粥就是在養胃，中醫也稱它為「神仙食品」，而用糙米取代白米，也可以平衡白粥的缺點。

材料

糙米……1 米杯	鴻喜菇……1/3 包	白木耳（新鮮或泡開）……少許
絞肉……100 公克	乾香菇……2 朵	鹽……1 小匙
蝦仁……6 隻	紅蘿蔔……1/4 條	白胡椒粉……1 小匙
櫻花蝦……1 湯匙	玉米粒……1 湯匙	油……少許
魚片……5 片	高麗菜……適量	
蛋……2 顆	芹菜丁……適量	

做法

❶ 糙米洗淨之後泡水24小時，冷凍保存備用。

❷ 將發泡過的乾香菇、紅蘿蔔、芹菜皆切成小丁，高麗菜剝成小片。

❸ 起鍋下少許油，炒香絞肉，再加入發泡過的香菇丁，接著依續拌炒鴻喜菇、紅蘿蔔丁、玉米粒炒香，並加適量水熬煮。

❹ 接著加入蝦仁及櫻花蝦拌煮，並加胡椒粉及鹽調味。

❺ 用吃飯的碗測量，糙米與水的比例為1比5碗，放入多功能食物調理機中，使用熱水打會更快熟。打碎之後加入新鮮白木耳或泡開的白木耳增加稠度。

❻ 將打好的米漿加入粥底一起煮，再加入切碎高麗菜及魚片及芹菜末，燜一下至熟，最後加入打散的蛋液煮熟即完成。

營養
小叮嚀

一般煮粥時都習慣使用白米，因為白米粥好消化與吸收，適合在生病、食慾不振或腸胃發炎時食用。但針對一些牙口不好，又有血糖問題的長輩，想吃粥卻又怕血糖控制不佳，這道以糙米為基底的廣東粥就非常適合。糙米的膳食纖維是白米的八倍，富含維生素 B 群，這兩項都是現代人最缺乏的營養素。另外額外加入的白木耳，不僅可以增加稠度，好吞嚥外，還有豐富的水溶性膳食纖維，讓長輩不用擔心血糖問題，吃得更安心。

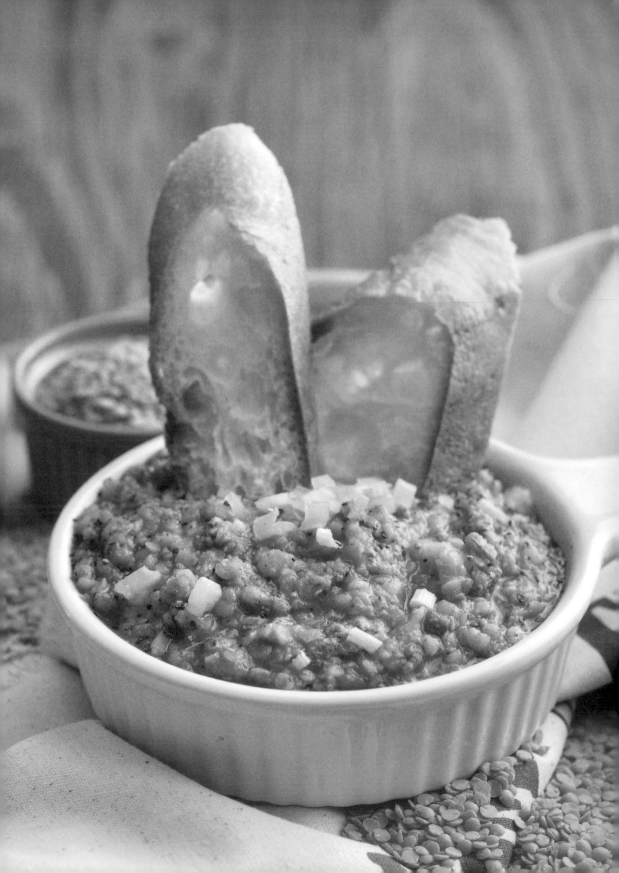

香燉番茄紅扁豆

扁豆是近來健康食物的新寵,其中紅扁豆也是很多國家的主食之一。扁豆的營養價值高,除了含有β-胡蘿蔔素,葉酸比菠菜多三倍,蛋白質比牛肉多一點六倍,美國健康月刊把它評為世界五大健康食物之一,而且是豆類中少數烹煮前不需要先泡水的!

這道菜運用了多種蔬菜,以中醫觀點來說,修復肝臟的食材有兩個特色,一個是青色入肝,也就是蔬菜水果;一個則是蛋白質,如植物性的豆類蛋白。另外,這道菜用到的薑黃是養肝好食材,全部搭配在一起不但好吃,對肝臟來說也是好處多多!

材料

牛番茄……2 顆	絞肉……200 公克	糖……2 小匙
洋蔥……半顆	芹菜丁……適量	油……少許
馬鈴薯……半顆	咖哩粉或薑黃粉……2 湯匙	紅扁豆……1 碗
薑……1 小塊	黑胡椒粒……1 小匙	
蒜仁……3 顆	鹽……2 小匙	

做法

❶ 馬鈴薯、番茄切丁,薑、蒜切細末,洋蔥、芹菜切細丁。

❷ 起鍋下少許油,爆香薑末、蒜末,加入2大匙咖哩粉炒香,香味出來之後加入洋蔥丁拌炒。

❸ 接著加入絞肉,炒至約八分熟後再加入馬鈴薯丁及番茄丁,翻炒一下即加入熟的扁豆(以電鍋蒸過即可)及淹過食材的高湯或水,蓋鍋燉煮。

❹ 加鹽及糖調味,煮至收汁。

❺ 最後加入芹菜丁,此時可調整味道,加黑胡椒粗粒及剩下的咖哩粉,調味完成後下芹菜葉,煮一下即可起鍋,可以直接食用也可以搭配麵包或生菜。

營養
小叮嚀

肝臟是人體最大的解毒與代謝器官,而現代人吃得較精緻、油膩,加上工作壓力大、晚睡又熬夜,使肝臟的負荷增加,許多人年紀輕輕就有脂肪肝。所以除了可以多攝取一些綠色系蔬菜來護肝外,薑黃中的薑黃素也是可以幫助肝臟代謝解毒並護肝的好食物,而薑黃素屬於脂溶性,少許的油與熱,可使其吸收效率更好。但薑黃本身有活血的效果,孕婦不建議直接食用喔!

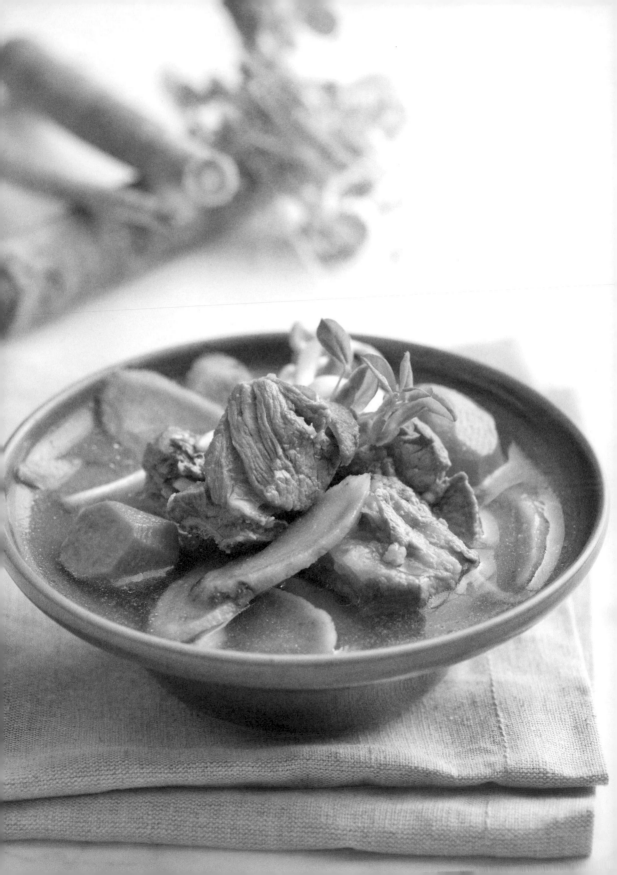

高纖如意排骨湯

這道料理富含多種顏色的蔬菜，可增加身體對植化素的吸收。為什麼稱為如意湯？因為裡面加了對女性很好的黃豆芽，太太吃了心情好，全家就如意！另外也加了對男性很不錯的牛蒡，陰陽調和。燉湯中加了產季的柿子，湯頭非常甘甜。現在很多人會食用黃豆，但不要忘了黃豆芽的營養也需要攝取。黃豆芽的維生素B12是大豆的十倍，因為發芽的食物會比它原來種子的養分更高。吃素的朋友很容易缺少B12，黃豆芽是很好的攝取來源，不妨適量吃！

材料

豬小排骨……10 塊	黃豆芽……100 公克
蒜仁……10 瓣	鹽巴……2 小匙
牛番茄……2 顆	黑胡椒……1 小匙
柿子……2 顆	香油……少許
牛蒡……半根	豌豆苗……一小把

做法

❶當季柿子吃不完，可趁脆的時候去皮切塊，分裝後冷凍保存，要做菜的時候就能拿出來用，方便入菜，也可以做成果醬。

❷牛蒡切斜片，番茄切半月形，冷凍柿子解凍備用。

❸起鍋下少許油爆香蒜頭、牛蒡，加入番茄，以及汆燙好的肋排、柿子，加蓋過食材的水量，再加入黃豆芽、鹽巴，蓋上鍋蓋燉煮至排骨軟爛。

❹最後加香油、豌豆苗、黑胡椒、鹽巴，燜一下即可起鍋。

營養
小叮嚀

發芽的芽菜食物是非常具有能量的，其各種營養素含量高出未發芽豆類的五到十倍。另外黃豆芽在發芽過程中，因為酵素的作用，使蛋白質更好吸收，維生素 C 與維生素 E 的含量也會增加，對愛美的女性來說，可幫助美白與滋潤皮膚；消化差、容易脹氣的人，吃黃豆芽也不必擔心。
挑選黃豆芽時，第一要選擇長根，第二則是聞看看是否有刺鼻的臭味，如果無根又有難聞的氣味，盡量避免選購，因為可能添加了生長調節劑與硫製劑。

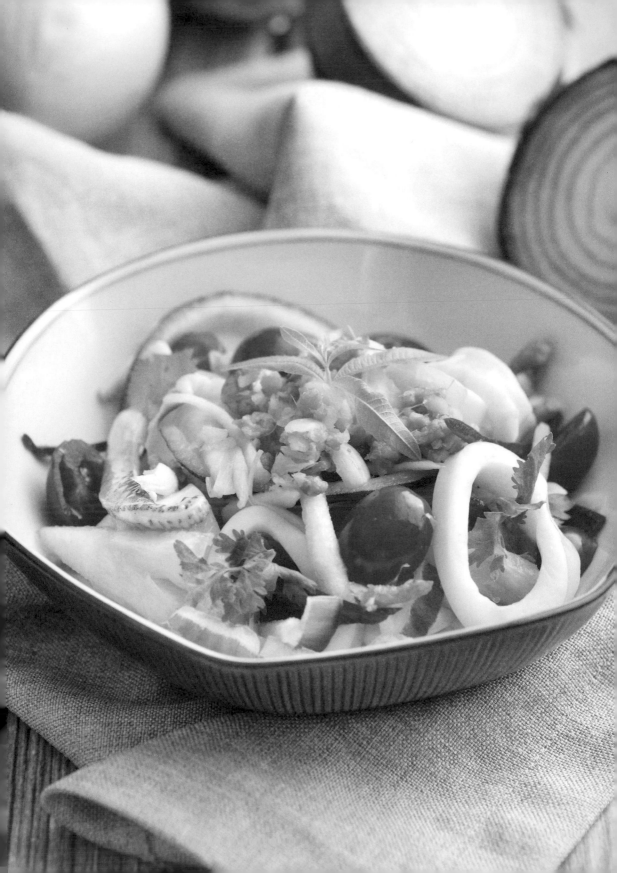

高酵時蔬海鮮

天然酵素對腸胃非常好，可以看到很多養生族都相當崇尚高酵飲食。我曾經在美國酵素之父的書中看到一句很經典的話：「酵素有多少，壽命就有多少！」就是在提醒大家，必須關注食物中的酵素攝取。

這一道很適合在夏天吃的開胃涼拌菜，海鮮部分用到透抽，其餘則加入大量高酵素的蔬果，如鳳梨、青木瓜等等，以泰式的口味去調製，吃起來酸酸甜甜的，有種清爽的口感！

材料

薑……少許	檸檬……1 顆	鳳梨……1/4 個
蒜頭……3 瓣	透抽……1 尾	紫洋蔥……半個
蝦米……1/2 湯匙	聖女小番茄……4 顆	香菜……少許
香菜末……1 湯匙	芭樂……1/2 顆	碎花生……1 湯匙
魚露……1 湯匙	青木瓜……1/4 顆	
蜂蜜……1 湯匙	辣椒……1 根	

做法

❶ 聖女番茄切四半，洋蔥逆紋切絲之後泡冰水，去除辛辣，芭樂、青木瓜、鳳梨及辣椒皆切絲。

❷ 滾水放入透抽燙熟，立刻撈出泡冰水，保持彈性及甜度。

❸ 調製涼拌醬汁：準備拍碎的薑、蒜頭、泡過水的蝦米、香菜末、魚露，拌勻搗碎，接著再加入蜂蜜、檸檬汁調勻。

❹ 調理盆中放入小番茄、芭樂絲、青木瓜絲拌勻，再加入去籽辣椒絲、鳳梨、洋蔥絲拌勻，續加入透抽及醬汁拌勻。

❺ 最後撒上香菜葉、碎花生，翻拌一下即可食用，也可冷藏一小時讓它更入味。

營養小叮嚀

酵素由蛋白質組成，雖然人體可以自行合成，但隨著年齡的增長，合成量減少，代謝也就越來越差。酵素因為容易被高溫破壞，富含在生鮮的食材中。多吃生菜及水果，可以幫身體補充額外的蔬果酵素，有助於身體的消化。另外在選購時，盡量選擇有機或安全無毒栽種方式的蔬果，以免攝取的酵素來不及代謝掉吃進的農藥及重金屬喔！

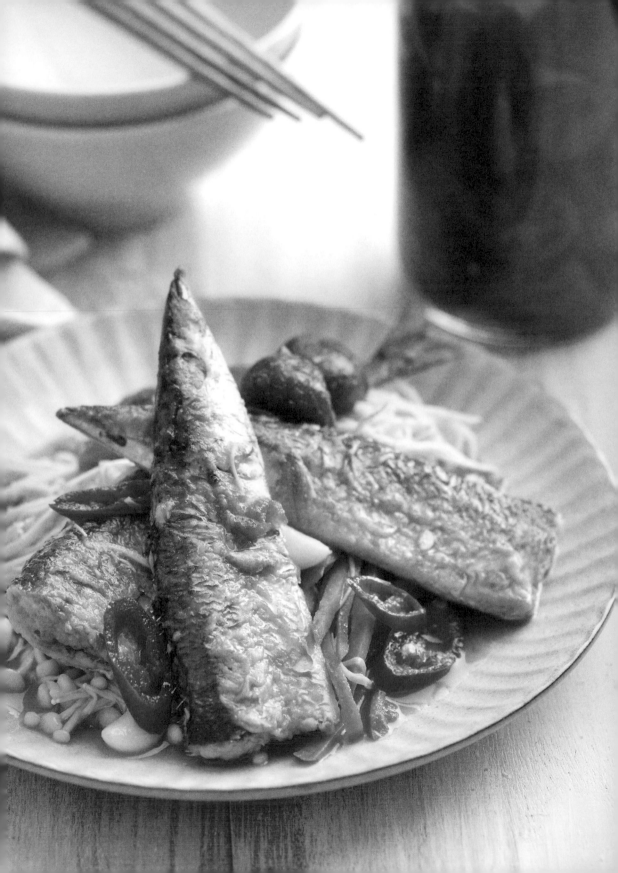

三絲滷秋刀魚

便當菜是很多負責掌廚的媽媽們每天都要煩惱的事情，營養要夠，又要加熱後不走味。因為諸多條件限制，蛋白質的變化往往帶來帶去都是滷肉，小孩吃久了總是會膩。這一道三絲滷秋刀魚是我家很常出現的便當菜，用了一些訣竅去除秋刀魚腥味，便當加熱過後也不怕，加上豐富的蔬菜和菇類，一道菜就可以提供足夠的營養！在裝進便當時，我會將秋刀魚與蔬菜、菇類分開，營造有很多道菜的豐盛感，也比較能讓孩子胃口大開。

材料

秋刀魚……3 尾	陳年蜜梅……5 顆	薑……1 塊
蔥……1 支	陳年梅汁……少許	紅蘿蔔……1/2 根
蒜頭……3 瓣	味醂……1 大匙	金針菇……1 包
辣椒……1 根	醬油……2 大匙	麵粉……少許
米酒……60cc	牛番茄……1 顆	油……少許

做法

① 蔥切段，蒜頭去皮，辣椒切斜片，牛番茄切丁。
② 秋刀魚切段之後，將內臟部分用筷子推乾淨，再清洗一下，拍上少許麵粉。
③ 起鍋下少許油，放入秋刀魚煎至兩面焦香。
④ 空餘位置放入蒜頭、辣椒、蔥炒香，再加入米酒、梅子、梅汁，蓋鍋燜一下。
⑤ 蒸氣產生後，加入味醂、醬油及番茄丁。（也可以將秋刀魚及所有調味料使用壓力鍋煮約十五分鐘至所有骨頭軟化適合老少食用）
⑥ 最後加入薑絲、紅蘿蔔絲、金針菇、蔥花，蓋鍋燜煮約五分鐘即完成。

營養小叮嚀

秋刀魚不像鮪魚屬於大型魚類，不僅含豐富 Omega-3、EPA、DHA、維生素 D 及鈣，也不必擔心有重金屬的問題，非常適合給正值發育的孩子食用，可以幫助骨骼成長與健腦益智；針對有過敏體質的孩子，Omega-3 更有抗發炎、抗過敏的效果，所以是各方面都幫孩子顧到的營養好食材。

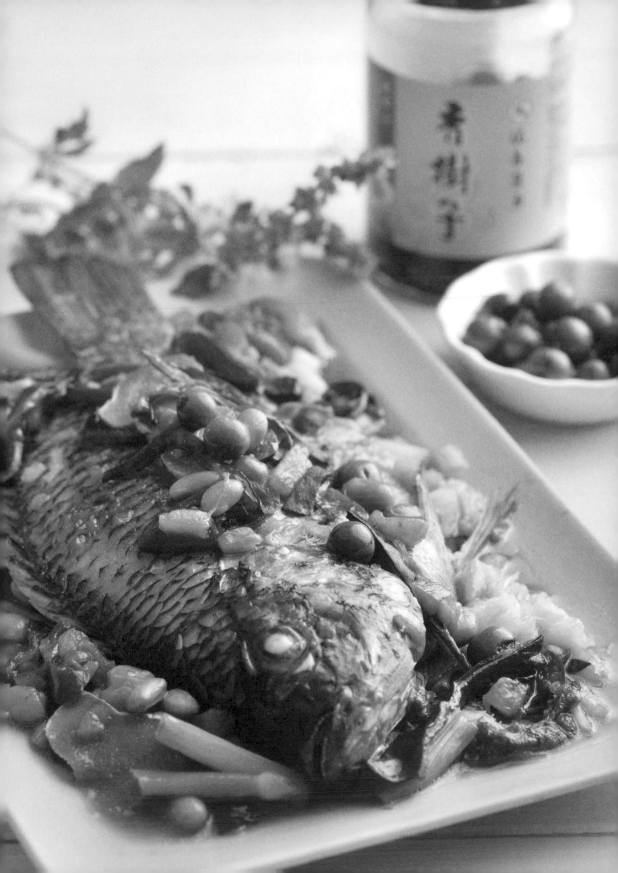

破布子鮮魚煮

破布子即是樹子，是古早年代阿嬤做魚料理的好幫手，很多魚類料理都會用到破布子，小時候我們家阿嬤一煮就是一大鍋。現在吳郭魚的養殖技術比較好，但難免還是有些許腥臭味，很多人會發現煮完了還是沒煮掉腥味，非常困擾！如果從超市買回家的魚，一般都已處理好；如果是現殺的話，回家最好檢查內臟是否清除乾淨，打開魚腹，如果發現裡面還有黑土，一定要沖洗乾淨，可以大大地降低土腥味！

材料

吳郭魚……1 尾
蔥……2 支
薑……1 小塊
辣椒……1 根
米酒……2 湯匙
破布子及湯汁……5-6 大匙

鳳梨……1/4 顆
黑木耳……少許
毛豆……3 大匙
油……少許
醬油……2 湯匙

做法

❶ 薑切片，蔥切段，辣椒切斜片，鳳梨切小塊。
❷ 將清理好的吳郭魚腹內塞入薑片、蔥段及破布子。
❸ 起鍋下少許油，炒香薑片、蔥段、辣椒。
❹ 調製煮魚醬汁：米酒、醬油、剩下的破布子及湯汁。
❺ 鍋內下吳郭魚、醬汁、鳳梨、黑木耳及毛豆後，蓋鍋燜煮。
❻ 整個燉煮過程約需十分鐘，可用筷子戳一下肉厚的地方，能穿過即熟透完成。

營養小叮嚀

破布子是料理魚必備的食材之一，也是許多人兒時古早味的記憶。台灣某大學食品科學研究所發現，可以由破布子中萃取出一種乳酸菌，取名為 Pobuzihi，可增加腸道好菌，維持健康的腸道菌叢生態。另外以中醫的觀點來看，破布子不僅對腸胃有幫助，對於強健筋骨、預防腰痠背痛的效果也不錯，所以將它適量地加入料理之中，是很健康的喔！

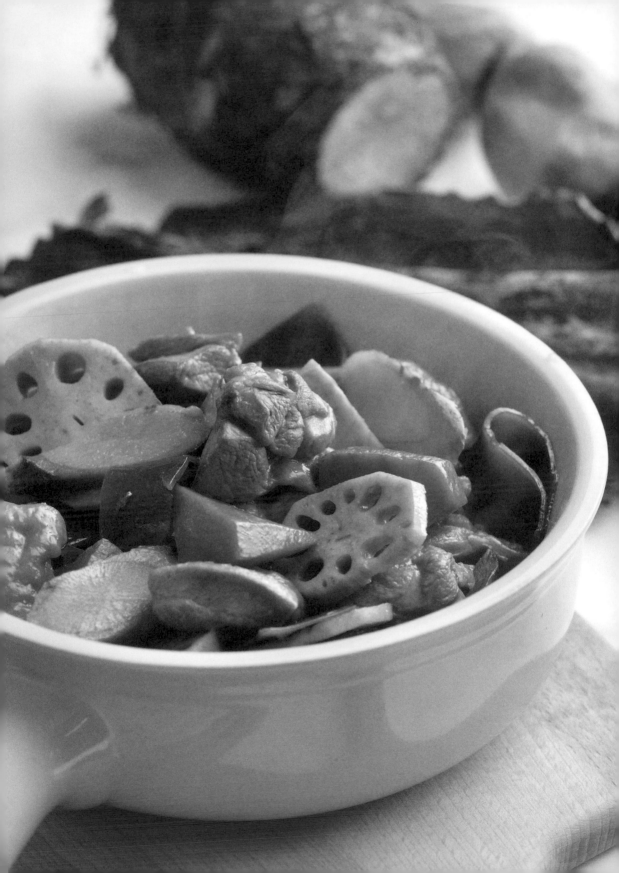

和風七福築前煮

這道菜是日本很常見的鄉土菜,在過年時家家戶戶也會煮來吃。「七福」一般是用雞肉搭配當令蔬菜,尤其是根莖類,總共有七樣食材,所以稱為七福。這道菜傳統以日式醬油去烹煮,但我運用了台灣的黑豆蔭油,中日融合,讓味道更加濃郁。另外,日本人會用到的味醂,我也特別用了黑麥汁取代,利用它的甜味與顏色,讓整鍋燉物吃起來特別香甜美味!

材料
薑 1 小塊、去骨雞腿肉或排骨 300 公克、芋頭 1/2 個、牛蒡 1 根、蓮藕 2 節、紅蘿蔔 1/2 根、豌豆莢 100 公克、黑豆蔭油 5 湯匙、黑麥汁 200cc、黑胡椒粉 1 小匙、乾香菇 8 朵、昆布 3 小片、水 1000cc、油少許

做法
❶ 製作香菇昆布高湯:乾香菇、昆布再加適量水,放在冰箱泡一個晚上即可,也可以再用小火煮滾放涼備用。

❷ 薑及蓮藕切片,其餘根莖類皆切塊。

❸ 去骨雞腿肉切大塊,先加入黑豆蔭油1湯匙、黑胡椒粉醃片刻。

❹ 起鍋下少許油,煸香薑片,再下雞腿肉,雞皮朝下兩面煎香。

❺ 利用鍋中逼出來的雞油煎香芋頭,芋頭煎過後燉煮時才不易散掉,接著蓋上鍋蓋燜煮一下。

❻ 將香菇昆布高湯350cc及黑麥汁倒入鍋中,再放入牛蒡、蓮藕、紅蘿蔔、高湯裡的昆布及香菇,煮滾後轉小火燉煮二十分鐘。(或是將所有食材放入壓力鍋中煮約十分鐘即可)

❼ 最後加入豌豆莢燜熟即完成。

營養小叮嚀

黑麥汁是富含維生素 B 群、鐵質、蛋白質的飲品,適量加入料理中不僅能取代糖提味,還能額外攝取到其他營養,而黑麥汁中有一成分忽布花抽取物 Humulus lupulus,對舒緩女性經痛有幫助。另外也有許多哺乳婦女會直接喝黑麥汁來增加乳汁的分泌,但要特別留意黑麥汁熱量並不低,若是哺乳的媽媽每天都來一瓶,體重可是會悄悄上升喔。

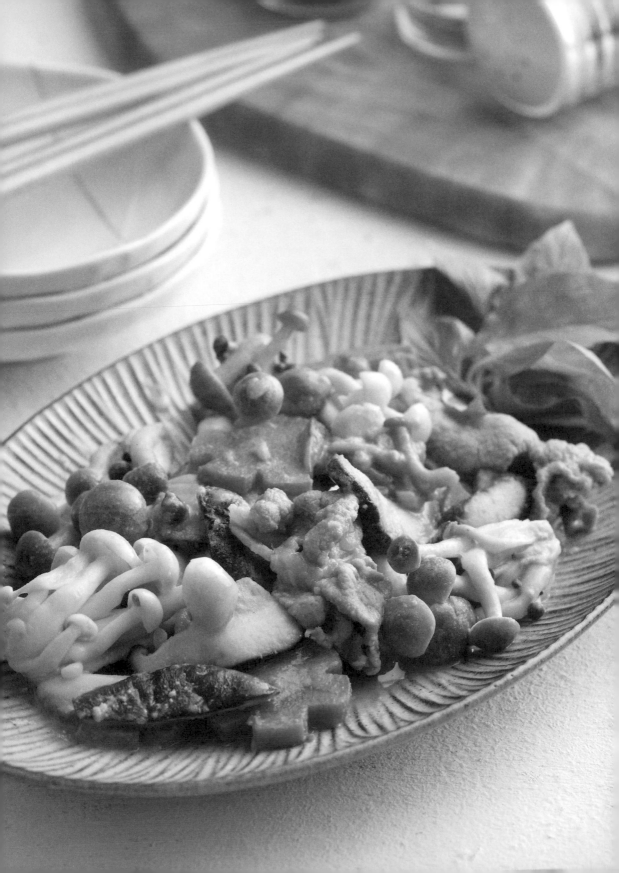

茶油味噌菇菇燒肉

做菜的用油很重要，以未精煉的油脂為例，葵花油、亞麻仁籽油和紫蘇油發煙點是107℃，橄欖油、花生油和大豆油則是在160℃，苦茶油則高達223℃。營養學界建議Omega-3、6、9都必須均衡攝取（2：1：1），在用油上最簡單的原則就是輪流吃，不要一油到底。腎臟科醫師也表示，國人Omega-3與6的攝取比例是1：10以上，失衡的結果導致壞的花生油酸在我們體內，就會造成如慢性發炎、心血管疾病、憂鬱症等問題。如果要增加Omega-9，苦茶油與橄欖油的含量就很多。

材料

苦茶油 2 湯匙、紅蘿蔔 1/3 根、鮮香菇 3 朵、鴻喜菇 1/2 包、雪白菇 1/2 包、梅花肉片 10 片、九層塔 1 把、醬油 2 湯匙、蘋果醋 1 湯匙、蜂蜜 1 湯匙、芝麻醬 1 湯匙、味噌 1 小匙、蒜泥少許、亞麻仁籽油或紫蘇油 2 湯匙、麻油 1 湯匙、苦茶油或橄欖油 1 湯匙

做法

❶ 紅蘿蔔與鮮香菇切片，鴻喜菇與雪白菇剝成小朵。

❷ 起鍋下少許耐高溫的苦茶油，炒香紅蘿蔔、香菇、鴻喜菇，加少許水燜軟。

❸ 調製醬料：醬油、蘋果醋、蜂蜜、芝麻醬、味噌及蒜泥調和拌勻，再加入亞麻仁籽油、麻油及苦茶油或橄欖油。

❹ 鍋中加入肉片炒熟，所有食材熟透之後就熄火，降溫一下之後，加入調好的醬汁拌勻。

❺ 最後加入九層塔，燜一下即完成。

營養 小叮嚀

許多青少年不喜歡吃青菜只喜歡吃肉，讓媽媽不禁擔心孩子膳食纖維攝取不足的問題。但媽媽們可能不知道，事實上每 100 公克的菇類含 2~4 公克不等的膳食纖維，比許多蔬菜都來得高，另外菇類富含多醣體，針對免疫調節有助益，使孩子不容易生病。所以與其逼著孩子吃他們不愛的綠色蔬菜，不如時常將菇類的食材加入家常菜餚中，小朋友接受度高。而菇類特有的鮮味，又可以降低味精及鹽的使用量，但尿酸高及腎臟病的患者，需節制攝取量。

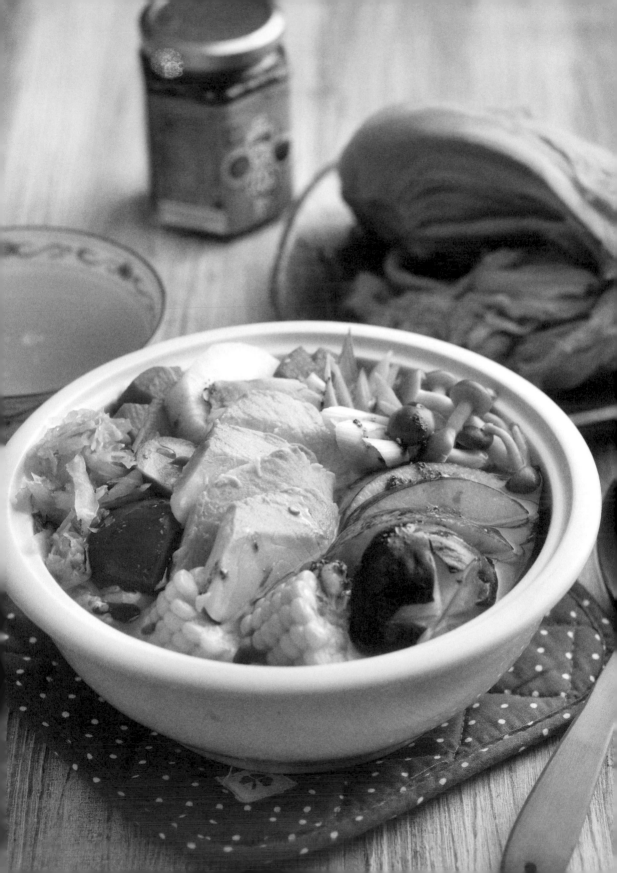

五行蔬菜酸魚湯

這道是我家餐桌上的家常菜，一鍋可以二、三吃。五行為「青赤黃白黑」，青的話看冰箱剩什麼綠色蔬菜都可以利用，赤是番茄，黃是玉米，白是白蘿蔔、洋蔥與高麗菜，黑則是乾香菇，再加入德國酸菜，熬煮過後就是酸菜高湯底。腎臟科醫生表示，酸菜的有機酸對身體有很多好處，它吃起來酸酸的，卻是鹼性食物，與腸胃道環境相同，可幫助腸胃蠕動，而且可以抑制壞菌，在家做火鍋時不妨多多利用！

材料
魚片 6 大片、大白菜 1/2 顆、紅蘿蔔 1/2 根、蘋果 1 顆、酸菜汁 240cc、蒜末 2 湯匙、薑泥 2 湯匙、青蒜適量、三椒辣油 1 湯匙、鹽 1 小匙、油少許

五行酸菜高湯材料
綠色蔬菜 1 小把、番茄 2 個、玉米 1 根、白蘿蔔半個、洋蔥 1 個、高麗菜 1/4 個、乾香菇 5 朵、德國酸菜（或酸白菜）1 大碗

做法
❶ 白菜切大片，紅蘿蔔與蘋果切片，青蒜切斜片。
❷ 五行酸菜高湯做法：將五行酸菜高湯材料加入水 2000-3000cc 的水煮沸後小火煮十分鐘即可。
❸ 起鍋加少許油，加入大白菜拌炒，再放入少許高湯，將它燜軟。
❹ 放入蘋果、紅蘿蔔，再加入酸菜汁（沒有可用白醋取代）以及蓋過食材的高湯、蒜末、薑泥、鹽。
❺ 在最上面鋪上魚片，蓋鍋煮熟。
❻ 加入青蒜在表面，最後淋上三椒辣油即完成。

營養
小叮嚀

德國酸菜是德國人的傳統食物之一，主要原料是十字花科的圓白菜，加入乳酸菌醃製發酵而成。研究發現，德國酸菜在發酵過程會產生異硫氰酸酯及吲哚類的化合物，而這些物質可以抑制腫瘤生長與降低罹癌的風險。但大家千萬不要因為可以抗癌而沒有節制地攝取，因為醃製類的食物鹽分含量還是偏高，特別有血壓問題的患者，要特別注意攝取量。

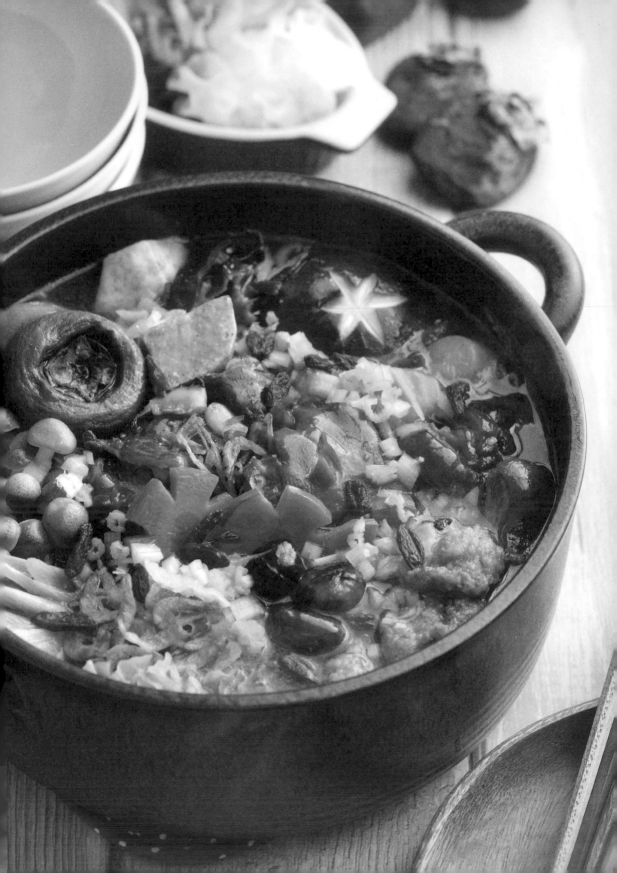

柿柿如意佛跳牆

每次到了過年準備年菜時，費工的佛跳牆總是讓媽媽們忙得快要跳腳。傳統佛跳牆費工不說，油份、熱量皆高，吃起來很有罪惡感。這道健康版的佛跳牆，沒有什麼昂貴的食材，但很巧妙地利用各種食材本身的味道，像柿餅可以增加湯頭甜味、竹笙取代豬皮、木耳取代魚皮，煮出來的湯頭濃郁香甜，不用花太多時間，全家人就能吃得開心又安心！

材料

小排骨 200 公克、芋頭 1/3 個、竹笙 6 節、白木耳適量、黑木耳適量、香菇 2 朵、熟栗子 6 顆、鴻喜菇 1/2 包、柿餅 1 個、滷豬腳 4 塊、蒜頭 6 顆、珠貝 10 顆、大白菜 1/2 個、紅蘿蔔 1/2 根、蔥 1 支、枸杞 1 小把、香菜少許、醬油 2 湯匙、紹興酒 2 湯匙、烏醋 1 湯匙、胡椒粉 1 小匙、香油 2 小匙、麵粉少許、米酒半碗

做法

❶ 芋頭切方塊狀，大白菜切小片，香菇切片，鴻喜菇剝成小朵，紅蘿蔔切圓片，柿餅去除蒂頭切4塊，黑、白木耳切大片，珠貝先泡過米酒。

❷ 起鍋加少許油，排骨表面沾上薄薄的麵片，與芋頭一起放入表面煎脆。

❸ 另起一鍋下少許油，炒香蒜頭、大白菜，加入發泡乾香菇以及香菇水，蓋上鍋蓋將白菜燜軟。

❹ 加入蔥段、柿餅、紅蘿蔔、滷豬腳、黑、白木耳、蒸熟的栗子、菇類、發泡竹笙、珠貝。

❺ 加入煎好的排骨及芋頭，再放入醬油、紹興酒、烏醋及剛好蓋到食材的水量。

❻ 最後加胡椒粉、枸杞，大火煮開後轉小火燉煮約半小時，起鍋前淋上香油，再以香菜點綴即完成。

❼ 快速燉煮法可將所有食材整齊排放入壓力鍋中煮約十五分鐘即可。

營養小叮嚀　這道健康版的佛跳牆，用竹笙與木耳取代部分高油、高熱量的食材，竹笙含豐富蛋白質，十幾種人體所需胺基酸成分；木耳則是有豐富的水溶性膳食纖維，可幫助腸道蠕動。在芋頭與排骨的前置處理也用煎取代油炸，降低了整道菜油脂的總含量，讓年夜飯吃得健康無負擔。

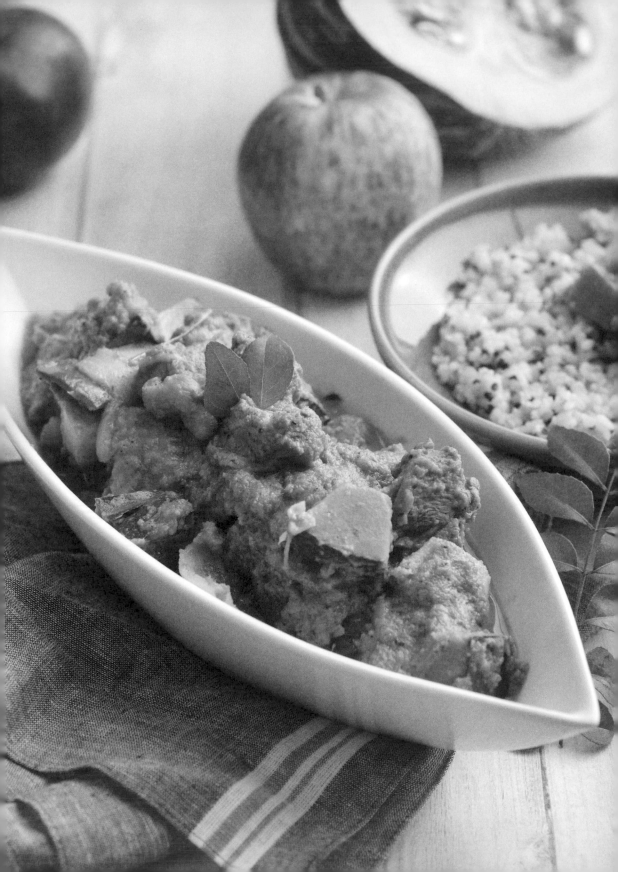

蘋果椰香雞肉咖哩

從「一天一蘋果，醫生遠離我」這句俚語，大家都知道蘋果的好處。這道料理運用蘋果來製作蔬果咖哩醬，並且用椰子油去炒，會有淡淡的椰香，也有蘋果的香甜，小朋友特別喜歡。蘋果的好處多，尤其是蘋果皮，在除蠟和農藥清洗程序做好的前提下，蘋果皮纖維質是肉的兩倍，維生素A及C也比果肉高，另外它有一個植化素叫槲皮素，可以降低身體的發炎反應、降低代謝症候群，還能保護肺，好處多多！

材料
椰子油1湯匙、去骨雞腿肉300公克、洋蔥1/2顆、印度薑黃粉1小匙、印度咖哩粉2湯匙、南瓜1/4個、紅蘿蔔1/2根、咖哩葉適量、黑胡椒粒少許、香菜葉少許、有機蘋果（連皮）1顆、紅蔥頭2瓣、薑2片、去籽紅辣椒2根、蒜頭6顆、香菜梗或根半湯匙、西洋芹1根、洋蔥1/2顆、水適量

做法
❶ 將所有的食材切成易入口的塊狀。
❷ 製作咖哩蔬果醬：將蘋果、紅蔥頭、薑、去籽紅辣椒、蒜頭、香菜根、西洋芹、洋蔥等蔬果醬的材料全部切好，蘋果必須先泡水防止過度氧化，連同水全部放入多功能食物調理機，加八分滿的水打碎備用。
❸ 起鍋下椰子油加熱，再放入雞腿肉及洋蔥炒香。
❹ 薑黃粉及咖哩粉加入雞肉鍋中炒香，再加入南瓜及紅蘿蔔，並倒入打好的蔬果醬汁拌煮，加入咖哩葉、黑胡椒粒煮滾。
❺ 煮到食材熟透，收汁一些即完成，食用前再撒上一些香菜葉點綴。

營養
小叮嚀

這道菜除了將益處多多並唾手可得的蘋果入菜之外，最厲害的是將許多人不愛的南瓜及紅蘿蔔巧妙地加了進去。南瓜及紅蘿蔔是含豐富 β - 胡蘿蔔素的食物，β - 胡蘿蔔素可以在肝臟轉換成維生素 A，而維生素 A 對 3C 產品不離手的現代人來說，是非常重要的營養素，它可以幫助視力的保健，預防夜盲及維護皮膚細胞的健康。

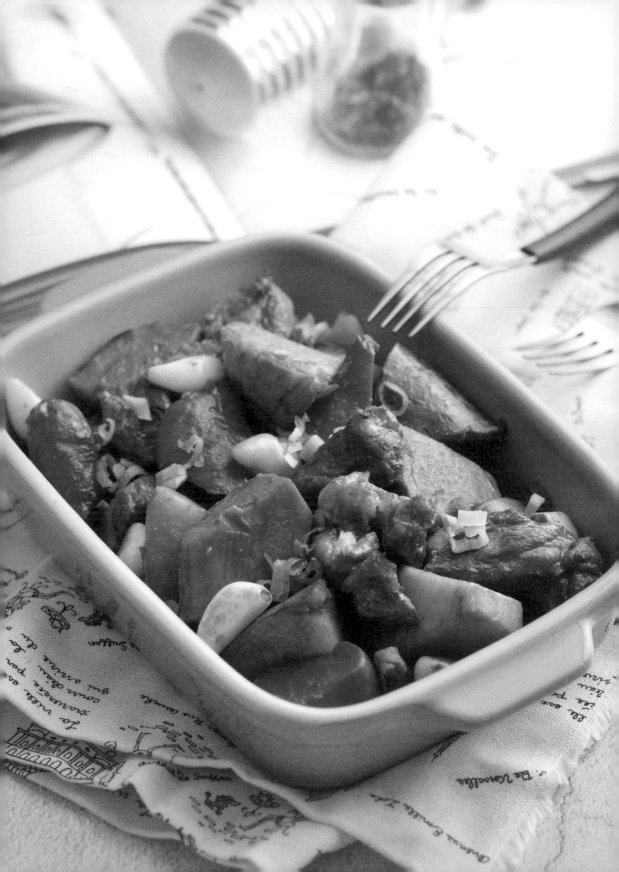

薑汁雙薯燉肉

這道燒肉同時用到地瓜和馬鈴薯，這兩種根莖類都必須連皮去煮，才不會煮的時候化掉。不過，帶皮煮的話一定要將外皮清洗乾淨，在家裡我會用阿嬤牌的絲瓜菜瓜布去刷洗表面，避免用塑膠刷，以免卡在表皮吃進有毒物質，接著削除斑塊、挖除芽點，這樣帶皮煮的話也會比較安心！

料理常用到的薑，就中醫觀點來說，帶皮吃比較不燥熱，薑通常有一些彎彎曲曲的小根，可以在大面積用牙刷清洗乾淨後，凸出來的小根切或拔下來，另外再刷洗，才不會清不到死角。

材料

地瓜 1 個、馬鈴薯 2 顆、紅蘿蔔 1 根、蒜頭 10 瓣、洋蔥 1/2 顆、梅花肉 300 公克、新鮮或泡開白木耳 1 碗、米酒 100cc、醬油 60cc、薑汁 3 湯匙、味醂 1 湯匙、油少許、蔥花適量

做法

❶ 地瓜與馬鈴薯徹底洗淨後帶皮切大塊，紅蘿蔔去皮切塊，洋蔥切小塊，梅花肉切大塊。

❷ 起鍋下少許油，炒香蒜頭及洋蔥，放入梅花肉塊，再加入米酒、醬油、薑汁等調味料。

❸ 將馬鈴薯、地瓜、紅蘿蔔排在上面，加入白木耳增加口感，接著倒入淹到肉高度的熱水，蓋上鍋蓋燉約二十五分鐘。快速燉煮法可將所有食材整齊排放入壓力鍋中煮約十分鐘即可。

❹ 起鍋前撒上蔥花即完成。

營養
小叮嚀

許多食物的營養都藏在「表皮」中，所以這道菜也特別將地瓜與馬鈴薯，連皮下去熬煮。地瓜表皮中含維生素與植化素，含量都比只食用果肉來得多，另外表皮中的蛋白多醣體，可以幫助保持血管彈性與降血壓；馬鈴薯的表皮中則是含綠原酸，可刺激褐色脂肪活化代謝並預防糖化等功效。這兩種食物都屬於高鉀的食物，可幫助淨化血液、代謝鈉離子消除水腫，對於心血管很不錯。但若有腎功能問題的人，因代謝鉀離子的功能不佳，就需注意高鉀食物的總攝取量。

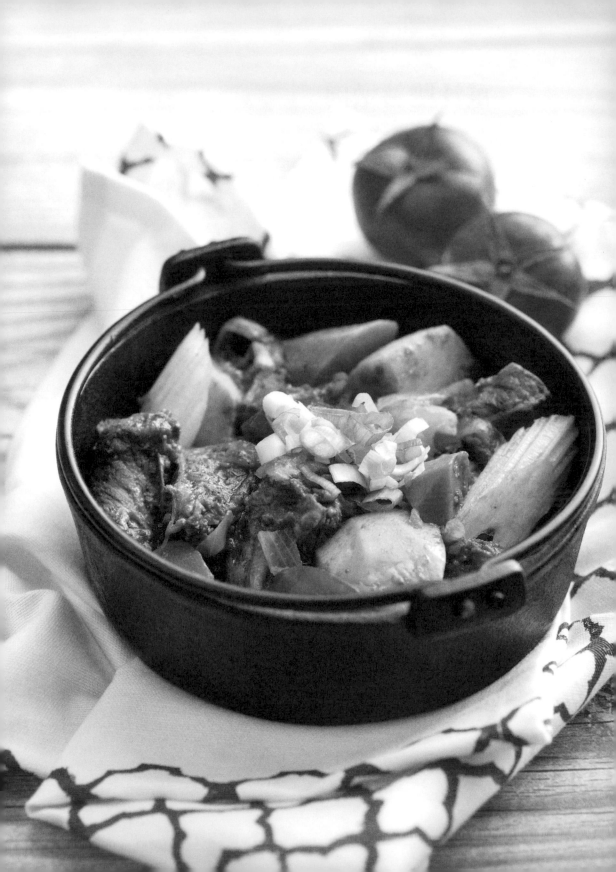

豪華紅酒醋燉牛肉

我平常幫孩子準備便當時，飯類都不會是白飯，而是五穀、十穀或糙米飯，膳食纖維更豐富。小朋友往往對這種雜穀飯感到抗拒，撒一些芝麻粒在上面，或是帶海苔片去學校包著吃，讓他們更願意吃也更有樂趣！

這樣一鍋到底、有著滿滿食材的料理，也為忙碌的掌廚者省下很多時間，營養都在裡頭，帶便當都吃得到，不必煮那麼多道菜。給小朋友吃的話陳年葡萄醋（巴薩米克醋Balsamic Vinegar）多一點、紅酒少一點，葡萄酒及醋裡面的花青素、白藜蘆醇很多，十分健康。

材料

牛肋條 200 公克、牛腱了肉 200 公克、橄欖油漬番茄乾適量、洋蔥 1/2 顆、蒜仁 4 顆、薑片 6 片、牛番茄 2 顆、紅蘿蔔 1 根、馬鈴薯 2 顆、西洋芹 2 根、紅酒 200cc、巴薩米克醋 100cc、醬油 2 大匙、香菜葉少許、橄欖油少許

做法

❶ 牛肉切塊，洋蔥切粗絲，牛番茄切半月形，紅蘿蔔及馬鈴薯切塊，西洋芹斜切段。

❷ 起鍋下少許橄欖油漬番茄乾裡面的橄欖油，煎炒牛肉，讓肉汁鎖住。

❸ 加入洋蔥、蒜仁及薑片炒香，再放入紅蘿蔔、馬鈴薯、番茄及西洋芹。

❹ 放入番茄乾，並倒入紅酒、巴薩米克醋、醬油，蓋上鍋蓋煮滾之後轉小火，燉煮約三十分鐘或是將所有材料放入壓力鍋中燉煮15分鐘即可。

❺ 起鍋前加少許香菜葉點綴即完成。

營養
小叮嚀

牛肉是富含鐵質的好食物來源，而鐵質是製造紅血球的重要元素。女性每個月會流失部分的鐵質，若沒有適當的補充，會有手腳冰冷、臉色看起來蒼白、疲倦甚至有容易掉髮的情形，都有可能是因為缺乏鐵質的關係。另外針對部分因信仰或家庭背景因素及吃素不能吃牛的族群，建議可以從一些蔬果中攝取，例如：紫菜、紅莧菜、紅豆、地瓜葉、甜菜根等，都是鐵質豐富的食物。

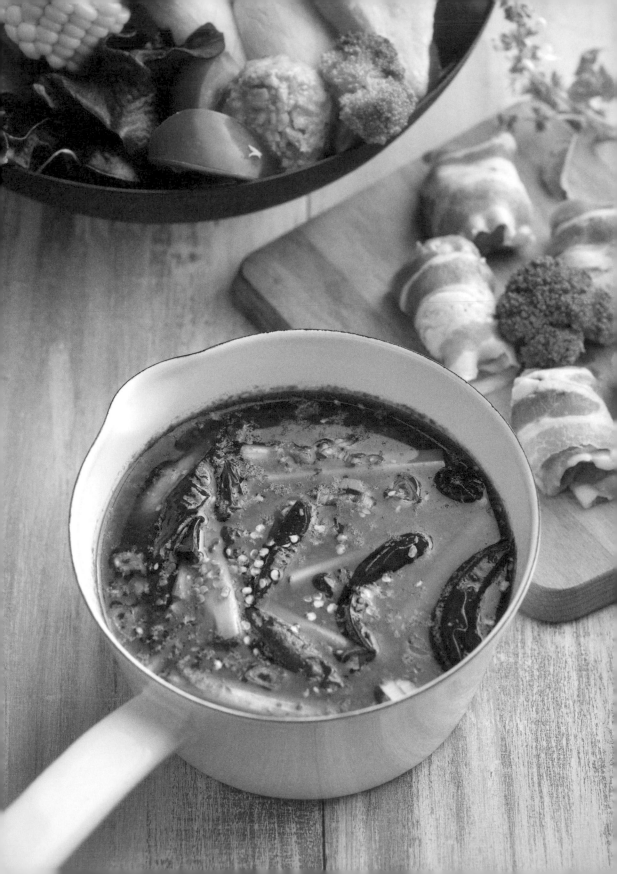

不上火麻辣鍋

不分四季，麻辣鍋都是台灣人的最愛，尤其在寒冷的冬天，麻辣鍋店更是大排長龍。不過外面餐廳的麻辣鍋多半很油，搭配的食材有時也不見得吃得安心，比方加工食材，鴨血的處理過程是否夠乾淨等等。在家如果想吃麻辣鍋，又不想買市售添加物很多的麻辣湯底，自己製作減少用油及低溫烹煮不爆炒，不但簡單，熱量相對更低而且吃完不上火、不會口乾舌燥；多攝取各式各樣的蔬菜，少吃涮紅肉類，就是健康加分的麻辣鍋了！

材料

洋蔥……1/2 顆	白芝麻醬……1 湯匙
蒜末……4 顆	香油……1 湯匙
薑末……1 小塊	三椒辣油（紅油）……5 湯匙
辣豆瓣醬……2 湯匙	五香粉……1 小匙
乾辣椒……一小把	水……1500cc
青蔥……3 支	

做法

❶ 洋蔥、蒜頭與薑皆切細末。

❷ 起鍋下香油，先加入豆瓣辣椒醬及乾辣椒炒香，待香氣出來之後，加水進去。

❸ 接著加入剩餘所有的食材及調味料，大火煮滾後轉小火燉煮約十分鐘即成麻辣鍋湯底。

營養
小叮嚀

人類的味覺有五種，分別是「酸、甜、苦、鹹、鮮」，而辣嚴格來說是一種痛覺。但最近有越來越多的研究指出，辣椒中的辣椒素，適量攝取可以促進血液循環、增高體溫，甚至還能幫助減重。

但腸胃道不好卻無法抵抗麻辣誘惑的族群，千萬不要空腹吃麻辣鍋，建議在食用前先吃其他食物墊胃。火鍋蔬菜方面，則建議額外準備一鍋清湯烹煮，這樣不僅可以降低攝取過多辣油，也可以吃到麻辣鍋的風味。

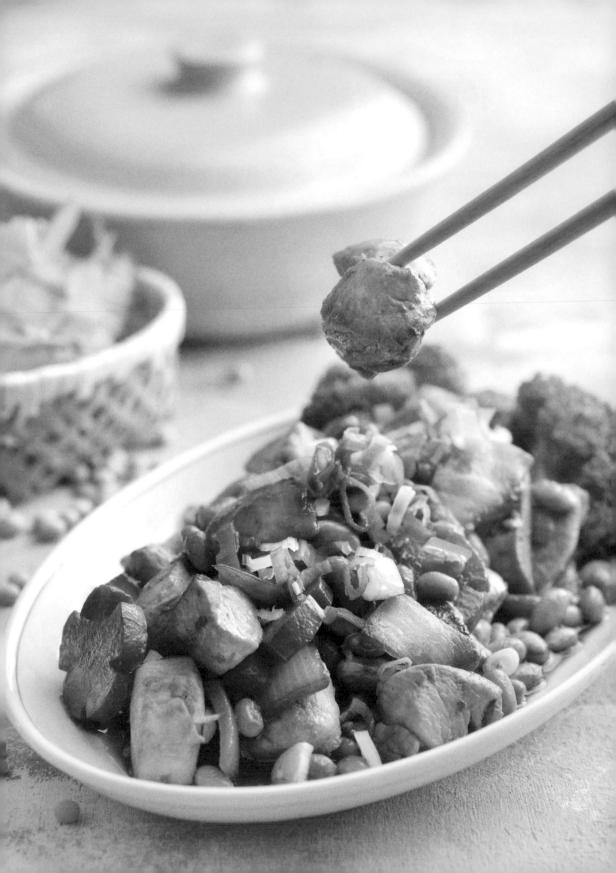

雙豆雞丁壽喜燒

大家都知道豆類的營養價值高，尤其是黃豆，它所含的大豆蛋白質有人體必需的胺基酸，而且不含膽固醇，也有預防心血管疾病的功效。一般主婦在醬燒時習慣用豆製品，但它其實也是加工製品，不如吃食物原型來得好。因此我以原豆做這道壽喜燒，在黃豆處理上習慣泡過之後蒸熟，分裝放在冷凍庫，要做菜時拿出來，早餐做豆漿或是趕時間幫孩子做便當都很方便。黃豆還有個好處是它的原豆有豐富的蛋白質、纖維及Omega-3，不妨多利用在料理上，營養又健康！

材料

香油……1 湯匙　　　　　　　　熟毛豆……200 公克

雞胸肉或雞腿肉……200 公克　　醬油……60cc

蒜仁……3 顆　　　　　　　　　米酒……30cc

洋蔥……1/2 顆　　　　　　　　味醂……60cc

紅蘿蔔片……少許　　　　　　　柴魚高湯（或香菇高湯）……100cc

綠花椰菜……1/2 顆　　　　　　蔥花……少許

熟黃豆……200 公克

做法

❶ 雞胸肉切塊，洋蔥切塊，紅蘿蔔切片，花椰菜剝成小朵，黃豆與毛豆事先處理蒸熟或煮熟。

❷ 起鍋下香油，拌炒雞肉、蒜片之後，加入洋蔥、紅蘿蔔炒香，接著倒入壽喜燒醬的醬油、米酒、味醂、柴魚高湯（或香菇高湯）等所有調味料，蓋鍋煮片刻。

❸ 放入花椰菜、黃豆與毛豆，蓋鍋煮至入味、收湯汁，起鍋前加蔥花即完成。

營養小叮嚀

你知道毛豆、黃豆、黑豆都是大豆嗎？毛豆是尚未成熟的黃豆，而黑豆只是表皮顏色與黃豆不同的大豆，就像不同膚色的人一樣。從營養價值的觀點來看，它們都是優質植物蛋白來源食物，含多種人體必需的胺基酸，而所謂必需的意思是，人體必需由攝取食物才能獲得，無法自行合成。大部分動物性蛋白質都富含人體所需的八種必需胺基酸，植物性的食物相對較少，所以吃素或膽固醇偏高的朋友，可以由大豆食物中攝取到較完整的蛋白質喔！

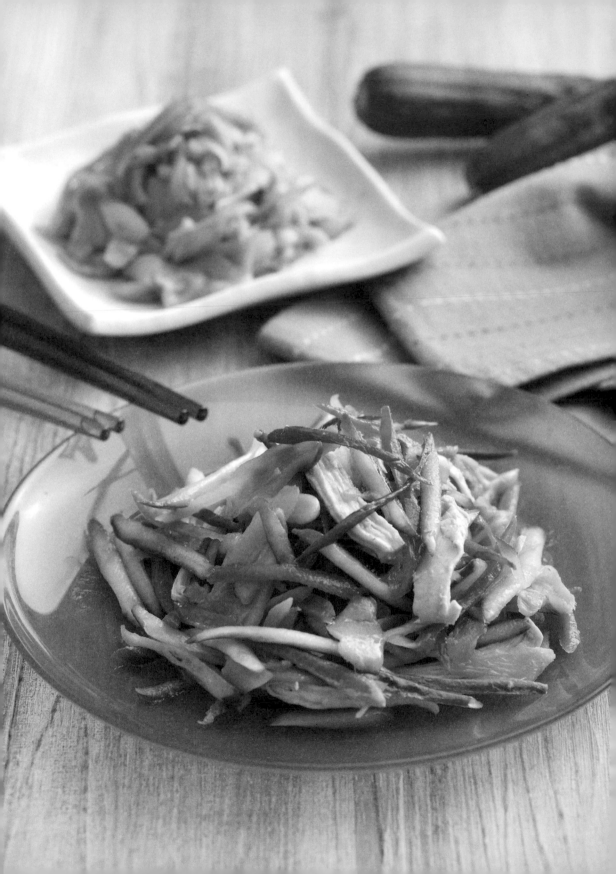

麻油漬薑片抄三絲

薑雖然是好食物，但市售醃漬好的嫩薑也有安全疑慮，之前就發生過黑心嫩薑事件，廠商用工業級的鹽丹、氯化鈣去泡製，目的就是讓它又白又脆。我自己在家做才發現，醃好的嫩薑即使放冰箱也只能保存5-7天，無法久放，所以最好趁新鮮食用完畢。薑本身會讓人開胃，對胃部不適也有幫助，夏天做這道簡單的涼拌菜，不但營養，對食欲不振也有幫助！

材料

小黃瓜……1 根
紅蘿蔔……1/2 根
雞胸肉……150 公克
醬油膏……1 湯匙
麻油薑片及醃汁……適量
黑胡椒粗粒……少許
辣椒絲……少許

麻油漬薑片材料

嫩薑……3 根
鹽……1 小匙
醬油膏……1 湯匙
黑麻油……1 湯匙

做法

❶ 製作麻油漬薑片：嫩薑切成薄片，越薄越好，再加一點鹽，抓勻之後靜置一小時出水，盡可能擠乾，加入醬油膏及黑麻油各1湯匙，抓勻讓它先行入味，再放置保鮮盒冷藏一晚更加入味，同時也減少辣味，即完成。

❷ 小黃瓜與紅蘿蔔切粗絲，雞胸肉煮熟後剝成絲狀。

❸ 小黃瓜絲加鹽抓勻出水後擠乾水分，與紅蘿蔔絲、雞絲一起放入調理盆中，接著加入麻油薑片及醃汁，還有醬油膏1湯匙、黑胡椒粗粒及辣椒絲調味，拌勻即完成。

營養
小叮嚀

大家對於薑的印象大多就是天冷時，煮杯薑茶驅寒防感冒之用。但俗話說「冬吃蘿蔔夏吃薑，不用醫生開藥方」，其實夏天吃一點薑除了可以健脾胃之外，還可以幫助身體發汗與排毒，尤其炎炎夏日大家喜歡待在辦公室或家中吹冷氣，如果沒有讓身體中的熱氣藉由流汗排出，就容易有中暑的情形。而這道涼拌菜在夏天吃開胃又幫助發汗，做法也非常簡單，即使不會煮飯的門外漢都可以料理出美味的佳餚。

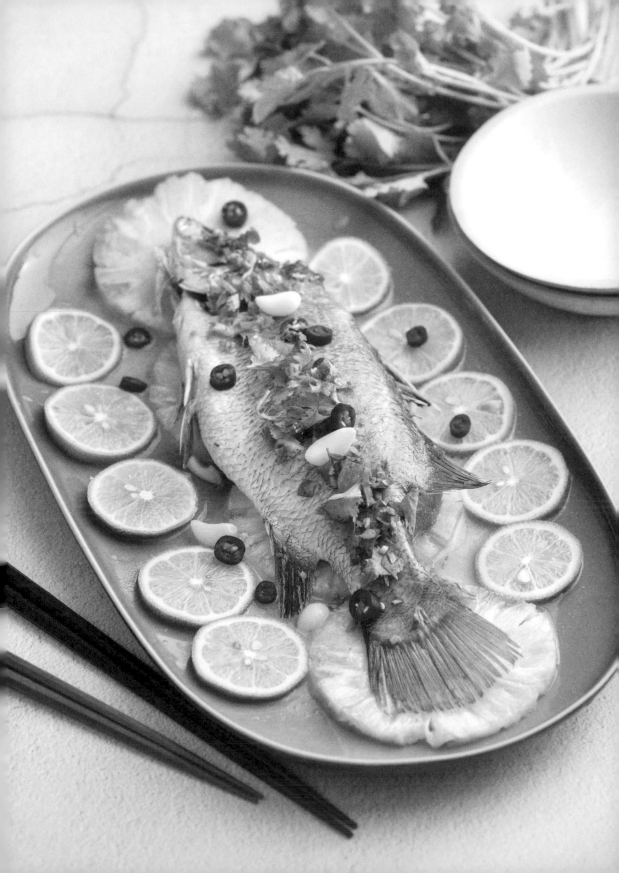

美味鳳梨檸檬魚

這一道菜很接近泰式檸檬魚的做法，一樣是遵循攝取大量蔬菜的原則，達到酸鹼平衡、飲食均衡的目的，其中很特別的是放了鳳梨和檸檬等食材。鳳梨含豐富酵素，如果吃到蛋白質的東西不好消化，更容易產生酸性物質，酵素可以幫助肉類分解。另外檸檬雖然酸度高，但它富含礦物質及有機酸，對人體的好處也不少。不過醫師建議，近來流行的狂喝檸檬水以達到酸鹼平衡是種迷思，不如多喝水增加身體代謝！

材料

鱸魚（或吳郭魚）……1 尾　　辣椒……1 根
鳳梨……1/2 個　　　　　　　檸檬汁……60cc
檸檬……2 個　　　　　　　　魚露……1 湯匙
薑片……7 片　　　　　　　　糖……1 小匙
蒜仁……6 顆　　　　　　　　油……少許
香菜……1 大把

做法

① 鳳梨一部分切橫片，一部分切小丁，辣椒切細末，檸檬橫切4片，其餘擠汁備用，香菜切碎。

② 鱸魚洗淨後確定內臟清除乾淨，在魚腹中塞入薑片。

③ 起鍋加少許油，放入鱸魚兩面稍微煎上色即可，接著加入水，再加入蒜頭，蓋上鍋蓋燜煮，視魚的大小煮約五至八分鐘，煮熟後取出盛盤。盤中先排上鳳梨與檸檬圓片裝飾。

④ 鍋內魚湯加入檸檬汁、香菜梗末、辣椒末及魚露煮滾，再加入鳳梨丁略煮一下，最後淋在蒸好的魚上即完成。

營養小叮嚀

現代人的生活忙碌、三餐不定時，導致許多人有胃部疾病，對於太酸太刺激的食物敬而遠之。若直接攝取鳳梨與檸檬這兩項水果，腸胃較差的族群可能會感到不適。如果將鳳梨與檸檬適當地入菜，並且運用它們本身富含的酵素，不僅可以嫩化蛋白質，更可以幫助消化蛋白質的食物，使腸胃負擔降低，比較不會有脹氣出現。另外檸檬富含維生素 C，搭配魚皮的膠原蛋白，還能讓皮膚 Q 彈美麗喔！

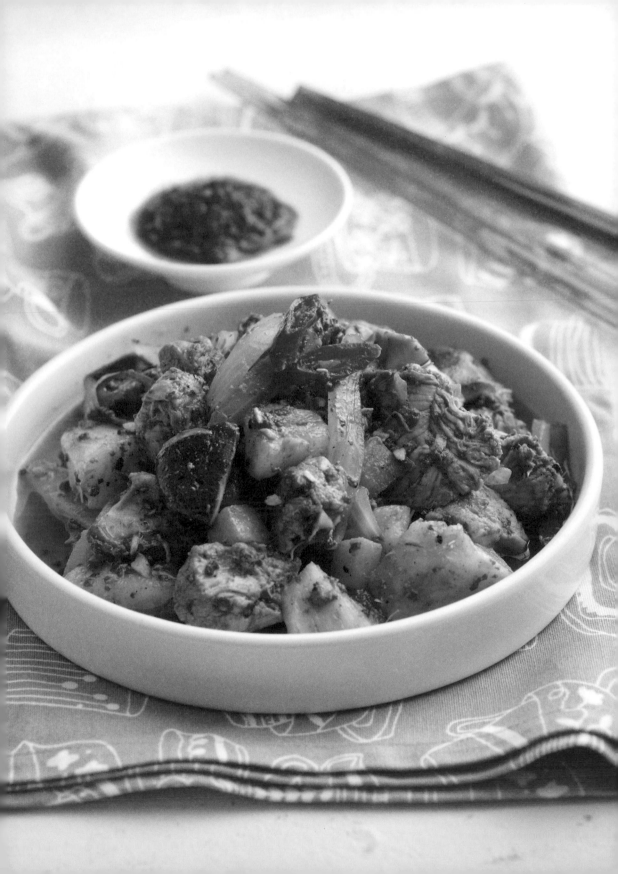

降血脂紅麴醬燒雞

紅麴是天然的降血脂食材，眾所皆知。近年來有很多研究指出它有降低膽固醇的功效，其實老祖宗已經吃很久了，像客家菜就有非常多紅麴與肉類搭配的料理，來平衡飽和脂肪酸的攝取。這道菜我使用的是自製的紅麴醬，如果使用市售的話，因為甜度不一，可以在醃之前先嚐看看，不夠甜再加味醂。平常我會把雞肉或是排骨、五花肉醃起來放冰箱，要做時拿出來使用，非常方便，而且因為使用紅麴，調味上就不必太重，小朋友也愛吃，很適合當作便當菜。
吃素的朋友也可以將雞肉換成鮮香菇或杏鮑菇，切大塊去煮，同樣有很棒的口感和醬香！

材料

雞胸肉或雞腿肉……300 公克　　洋蔥……1/2 顆
醬油……1 湯匙　　　　　　　　鮮香菇……2 朵
紅麴醬……2 湯匙　　　　　　　鳳梨……1/4 顆
味醂……1 湯匙　　　　　　　　辣椒……1 根
蒜仁……6 顆　　　　　　　　　香油……少許
鳳梨芯……少許

做法

❶ 雞胸肉切塊，鳳梨芯及鳳梨切塊，洋蔥切粗絲，鮮香菇切塊，辣椒切斜片。

❷ 雞胸肉加入醬油、紅麴醬、味醂，以及稍微捏碎的蒜仁、鳳梨芯塊，冷藏醃漬一到二小時讓雞肉入味。

❸ 起鍋下少許香油，炒香洋蔥和鮮香菇，炒至六、七分熟後再將醃好的雞肉翻炒一下，蓋上鍋蓋燜煮。

❹ 煮熟後加入鳳梨塊及辣椒，翻炒一下即可熄火。

營養小叮嚀

過去的時代，大魚大肉是三大節慶才會出現的菜色，但現在已成為餐桌上的常備料理，也使得有血脂肪問題的人數悄悄上升。紅麴已有各國醫學證實其有效成分 - Monacolin K，可以抑制膽固醇合成，所以有血脂問題的朋友，可以將紅麴入菜，除了口味好吃外，又可以幫助降低壞的膽固醇，讓家人們都能安心的大快朵頤。

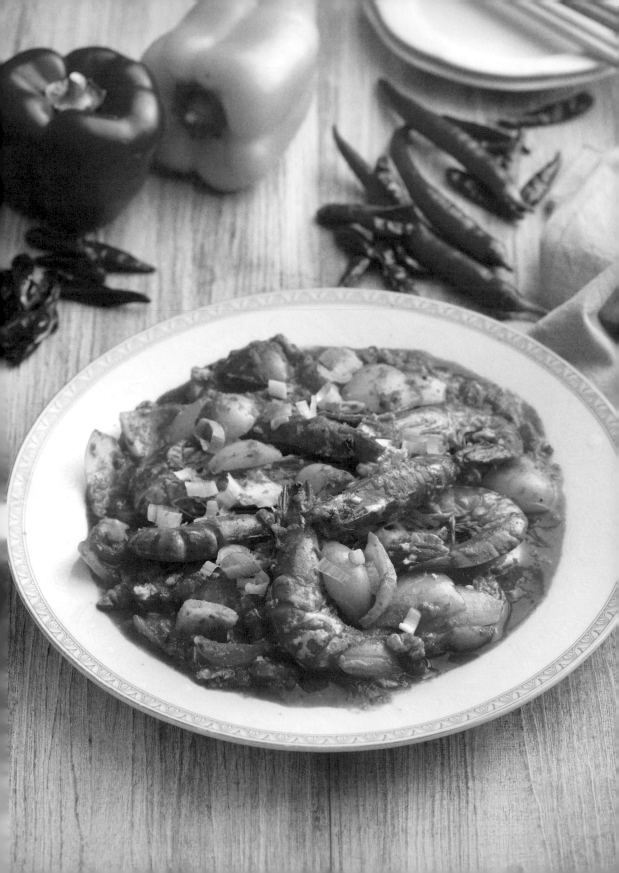

爽脆檸檬辣椒蝦

這道老少咸宜的健康版檸檬辣椒蝦也可以用螃蟹代替蝦子，充滿南洋風味，有濃濃的香氣。自製的辣椒醬非常方便，可在打好之後直接冷凍備用，之後要做菜時拿出來；也可以煮滾之後降溫罐裝封存，做為常備沾醬。

辣椒具有促進血液循環、幫助消化的功效，這道菜不但運用了大量紅辣椒，也有威力十足的角椒，只要籽去乾淨，就不會讓家裡的小朋友辣到不敢吃。最後一道秘密武器是加入蛋汁，可以讓醬汁濃稠，味道更濃郁！

材料

洋蔥 1/2 顆、草蝦或白蝦約 12 尾、番茄醬 3 湯匙、水 100cc、檸檬辣椒醬 4 湯匙、黃甜椒 1 個、蔥 3 根、蛋 2 個、油少許

檸檬辣椒醬材料

新鮮紅辣椒 200 公克、老薑 30 公克、蒜仁 50 公克、洋蔥 1/4 顆、乾辣椒或韓式辣椒粉 2 湯匙、新鮮香茅 2-3 根、糖 1 湯匙、咖哩粉 1 小匙、鹽 1 小匙、米醋 100cc、檸檬汁 80cc

做法

1. 製作檸檬辣椒醬：新鮮紅辣椒去籽之後與老薑（切片）、蒜仁、洋蔥 1/4 顆、乾辣椒或辣椒粉，放入多功能食物調理機打成醬汁，再加入折成段的新鮮香茅繼續攪打，讓醬汁有南洋風味。
2. 洋蔥 1/2 顆切小塊，黃椒切長條，蔥白切段及蔥綠切蔥花。
3. 起鍋下少許油，炒香洋蔥，加入蝦子拌炒至七、八分熟。
4. 將番茄醬、水及辣椒醬混合調勻成醬料。
5. 鍋中加入甜椒，再倒入調好的醬料，拌煮一下加入蔥段。
6. 起鍋前加入蛋液煮熟，最後撒上蔥花即完成。

營養小叮嚀

能令人齒頰留香的料理，真正的精髓在於醬料的搭配，但一連串食安問題的爆發，令許多人對市售過多添加的醬料不信任。這道特製辣椒醬用天然的辛香料，並使用調理機打出健康無添加的醬料，替大家解決了不少食安的難題。辣椒中的辣椒素，經研究指出可活化交感神經，並使棕色脂肪生熱，提升身體能量的消耗，有降低體脂肪的效果，所以適量地攝取辣椒或辣椒醬，對身體的代謝是有幫助的。

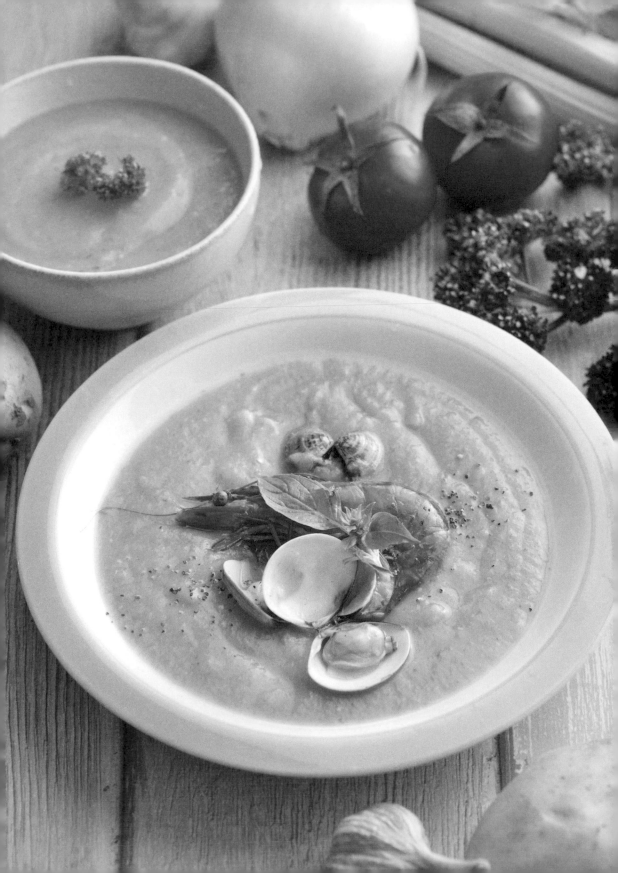

香草養生抗癌湯

這道葛森博士的養生抗癌湯，又叫希波克拉底（醫學之父）湯，是我在德國的自然醫學中心學到的，回國之後經常分享給朋友，也常在家裡做，是一道很適合中老年人及正在調理身體的朋友的料理。我另外取名為「熱的精力湯」，它可以熬煮之後撈清湯來喝，不調味、不加油、不加鹽，也可以熬煮後用食物調理機打成濃湯，再變化做成小朋友愛喝的香草海鮮濃湯。

很多人以為香草只能增加料理味道，事實上功效很多，比方醫學上發現巴西利對腎臟排毒有很好的功效，而羅勒的鐵質、鈣質高，所以用香草入菜好處很多！

材料

馬鈴薯……2 顆	蒜仁……2 瓣	蛤蜊……8 顆
洋蔥……1 顆	新鮮巴西利……4 小株	鹽……少許
牛番茄……2-3 顆	羅勒（九層塔）……少許	香菜……少許
西洋芹……2 根	黑胡椒粒……少許	油……少許
蒜苗……1 根	蝦仁……6 尾	

做法

❶ 將馬鈴薯刷洗乾淨之後帶皮切大塊，洋蔥和牛番茄皆切大塊，西洋芹、青蒜切段。

❷ 製作香草抗癌湯：湯鍋加入馬鈴薯、洋蔥、牛番茄、西洋芹、青蒜、蒜仁、新鮮巴西利3小株加水淹過食材，大火煮滾後關小火，熬煮至少半個小時，即成香草抗癌湯。或是將所有食材整齊排放入壓力鍋中煮約十五分鐘即可。

❸ 濃湯的做法就是將煮好的食材撈起放進食物調理機，再額外加一些新鮮的巴西利及羅勒、黑胡椒粒，打勻即可。

❹ 如果給小朋友吃怕味道不夠，就加一些海鮮：起油鍋下少許油，煎香蝦仁和蛤蜊，再倒入打好的濃湯，煮到滾之後加鹽調味，起鍋前加上香菜點綴即完成。

營養
小叮嚀

巴西利又稱為歐芹、荷蘭芹、洋香菜，常見於西式餐點如：義大利麵或濃湯，是西餐中不可或缺的香料。巴西利是營養價值高的香料作物，富含維生素 A、維生素 C、維生素 E、維生素 K、胡蘿蔔素等，也含鐵、鉀、鎂、鋅等多種礦物質。在歐洲國家巴西利常被應用在幫助利尿以及消水腫上，亦有研究發現，它可降低糞便在腸道停留的時間，進而降低罹患結腸癌的風險。

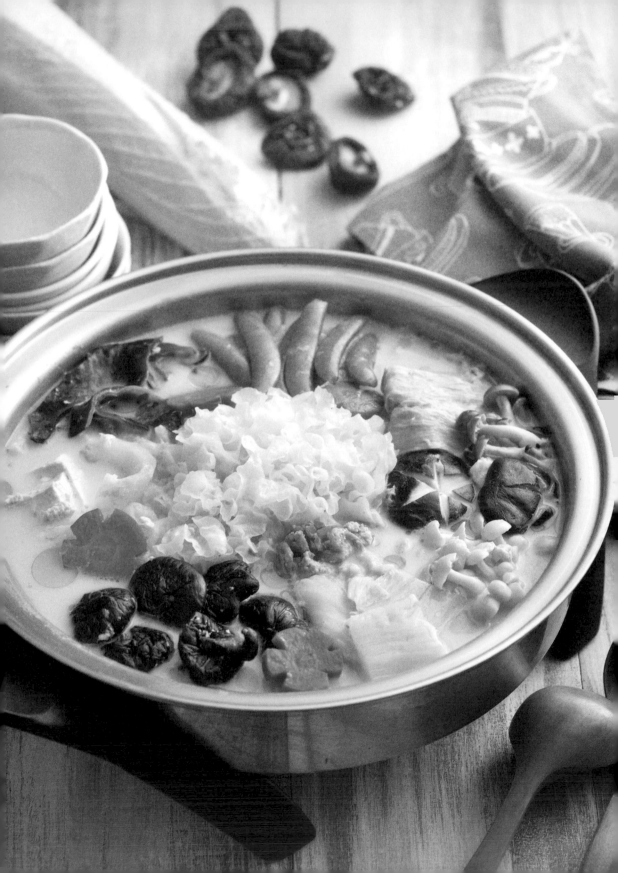

養生豆漿白菜滷

豆漿、豆腐、豆製品都是非常好的植物性蛋白質來源。冬天很多人喜歡吃火鍋，用豆漿做為湯底，也可以代替白湯，像日式拉麵裡面常見的白湯必須用大骨熬非常久，對忙碌的現代人來說很困難。另外，傳統白菜滷會加炸豬皮去做，比較不健康，這邊用豆皮去取代，也多了植物性蛋白質。豆漿最好跟穀類結合在一起，營養素互補，所以我特別加入糙米粉或五穀粉來製作，除了健康，在口感上也會更濃稠美味！

材料

大白菜（小）……1 顆	糙米粉或五穀粉……2 湯匙
蒜頭……2 顆	綜合菇……適量
蝦米……2 湯匙	生豆皮……2 片
乾香菇……5 朵	無糖豆漿……1000cc
紅蘿蔔……1/2 根	鹽……少許
黑（白）木耳……1 大朵	香油……少許
泡乾香菇的水……300cc	

做法

❶ 蒜頭切末，蝦米泡軟之後瀝乾，乾香菇泡軟之後切片，紅蘿蔔切片，黑木耳切絲，大白菜切大片。

❷ 起鍋加少許香油，加入蒜末、蝦米及香菇炒至香味出來，加入紅蘿蔔、黑木耳翻拌一下，即下香菇水。

❸ 煮滾後加入大白菜，蓋上鍋蓋燜煮至大白菜軟透。

❹ 將鍋中材料全部移至預熱砂鍋，再加入菇類和豆皮，接著加入豆漿加入糙米粉或五穀粉蓋過食材，煮至滾、食材全熟即可熄火，最後加少許鹽調味。

營養小叮嚀

在營養學上會將蛋白質來源食物分成（1）完全蛋白質：指該食物含所有人體所需的八種必需胺基酸，例如：雞蛋及大部分肉類。（2）不完全蛋白質：指該食物幾乎不含人體所需的八種必需胺基酸，例如：魚翅、豬腳等。（3）部分完全蛋白質：指該食物缺乏一、兩種人體所需的必需胺基酸，例如：穀類缺乏離胺酸，豆類缺乏甲硫胺酸。若素食者想攝取到完整的蛋白質，最理想的方式就是兩大類食物一起食用，便可以吃到完整蛋白質囉！

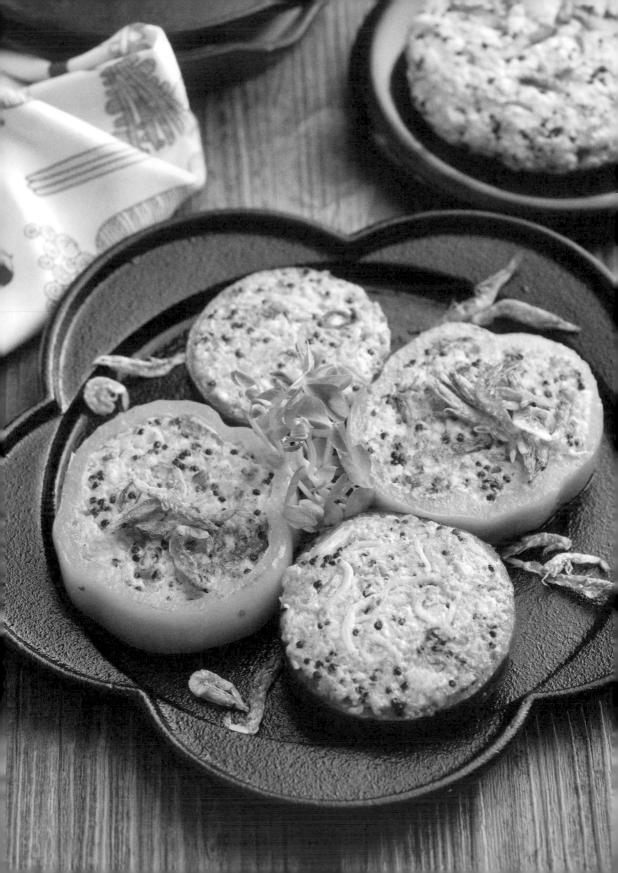

香煎藜麥豆腐漢堡排

藜麥被稱為地表上最夯的超級食物，又有穀類紅寶石之稱，營養密度高，它的膳食纖維比白米多出十倍，富含鐵質，且鈣是牛奶的二點五倍，升糖指數低，是現代人的營養好朋友。在清洗的時候準備孔洞比它更小的濾網，用水先沖洗一遍，再準備乾淨的水，將濾網放在水裡用湯匙淘洗，然後沖洗一遍即可。這道漢堡排如果不添加魩仔魚，就是素食版的漢堡排，素食的朋友多攝取藜麥，也可以增加營養素的吸收。

材料

藜麥……50 公克	蛋白……1 個
板豆腐……1 盒	糖……2 小匙
紅蘿蔔……1/4 根	鹽……2 小匙
香菜末、芹菜末或蔥花……2 湯匙	魩仔魚或櫻花蝦……2 湯匙
洋蔥……1/2 顆	咖哩粉……2 小匙
黃甜椒……1/2 顆	白胡椒粉……1 小匙
纖維粉（洋車前子、起亞子等）……1 湯匙	油……少許

做法

❶ 紅蘿蔔、香菜（芹菜或蔥）、洋蔥切細丁。

❷ 板豆腐瀝除多餘水分捏碎之後，加入煮熟或蒸熟的藜麥。

❸ 接著加入紅蘿蔔丁、香菜末（芹菜末或蔥花）、洋蔥丁拌勻，再加入纖維粉與蛋白，拌合均勻，最後加糖及鹽調味。吃素的朋友用以上食材即可，非素食者的話最後加入魩仔魚或櫻花蝦拌勻。

❹ 起鍋下適量油，將漢堡排塑形之後，下鍋煎至熟。如果要增加視覺上的樂趣，也可以利用洋蔥厚圈或彩椒厚圈做為小盅，把內餡填入。想要加重香氣的話，也可以在步驟❸製作內餡時添加咖哩粉或胡椒粉，做出大人版漢堡排。

營養
小叮嚀

漢堡排通常選用油脂含量較高的部位製作而成，無形之中會吃下過多的飽和脂肪，而研究發現攝取太多飽和脂肪，容易使罹患心血管疾病的風險增高，也易造成膽固醇的上升。這道改良版的漢堡排，不僅不用擔心飽和脂肪的問題，選用食材之一———藜麥，每一百公克含的蛋白質量比牛肉還多，另外還富含 B1、B2 及葉酸，所以完全不用擔心營養不足的問題。另外藜麥不含麩質，對麩質過敏的族群也可以選用。

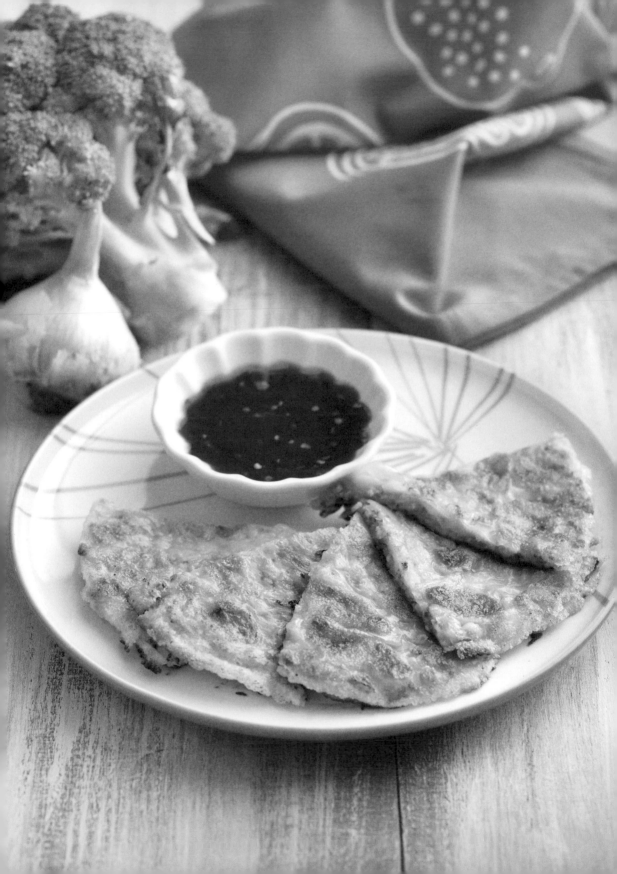

花椰菜月亮蝦餅

月亮蝦餅是一道老少咸宜的泰式料理，我們家小朋友就非常喜歡吃，但外面賣的大部分調味材料不明而且都用油高溫煎炸較多，我覺得負擔太重，於是研發了這款蝦餅，做起來不難，也不費時。花椰菜是眾所皆知的抗氧化模範生，富含花青素，不管家裡有什麼顏色的花椰菜，都可以用來加入蝦餅的餡料中也可以做成蝦丸一物兩吃，不但口感更有層次，也能讓不愛花椰菜的小朋友輕鬆就能攝取葉綠素，可以說是爸爸、媽媽偷吃步的好方法！

材料

帶殼蝦子……600 公克
透抽（花枝）……2 隻
蛋白……2 個
蒜仁……6 顆
鹽……1 小匙
糖……1 小匙
胡椒粉……少許
青花椰菜……1/3 顆
香菜梗……1 小把
越南春捲皮（米紙）……數張
香油……少許

做法

❶ 透抽其中一隻切丁，蝦子取一半剝殼後切丁，花椰菜切下最前端的花成菜末，香菜梗切細末。

❷ 透抽另一隻抽去軟骨、拿掉墨囊，帶殼蝦子剩下一半切除眼睛前端及長鬚，和蛋白、蒜仁、鹽、糖、胡椒粉放入多功能食物調理機打成泥，像魚漿的質感。如果家裡的食物調理機馬力不夠（2匹馬力以上），食材也可先切過。

❸ 將花椰菜末加入海鮮漿中，再加入花枝丁、蝦仁丁、香菜梗末拌勻，若是要做成丸子可以加入纖維粉拌勻讓餡料更有稠度。

❹ 將蝦餅泥夾入兩張春捲皮中。

❺ 起鍋下適量香油，油熱之後再下蝦餅，一面煎熟再翻面煎，煎的過程中可用叉子在蝦餅上面戳一些洞讓它更快熟，最後煎熟後開大火把油逼出來即完成。

營養小叮嚀

這道月亮蝦餅最大的特色是，用了整隻帶殼的蝦子。一般料理時我們都會丟棄蝦殼，但蝦殼中含有滿滿的甲殼素其實對身體有許多功效，它可以改善消化吸收、幫助血壓的穩定以及促進腸道益菌的生長。而蝦殼要直接食用不易，單靠牙齒咀嚼分子還是太大，人體無法有效吸收，如果經調理機攪打，分子變小之後，便可以吃到蝦殼中完整的營養囉！

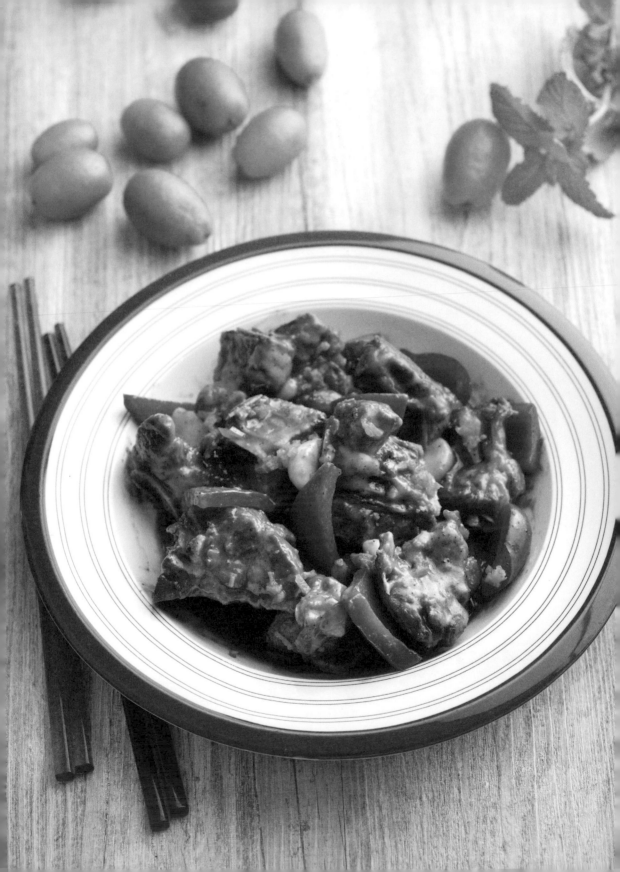

客家桔醬燴排骨

我的阿嬤是客家人，這道菜是她教我的，在金棗、金桔盛產的季節，我們很常吃。金棗在過年前會大出，相當便宜，客家人很勤儉，吃不完的會做成曬乾的蜜餞像是桔餅，或是製成桔醬。傳統桔醬為了久放，加了比較多鹽，DIY桔醬時我會減鹽還可以加入百香果變化風味，所以一定要放冷藏，即使保存半年都沒什麼問題，不但可以燉菜，也可以做為沾醬，非常方便！

材料

排骨……600 公克
蒜末……1 湯匙
醬油……2 湯匙
水……2 湯匙
桔醬……2 湯匙
糖……2 小匙
紅甜椒……1/2 顆
油……少許

桔醬材料

金棗……600 公克
紅辣椒……1 根
薑……1 小片
糖……2 湯匙
鹽……2 小匙
米酒……1 湯匙
百香果……1 顆

做法

❶ 買回來的金棗洗乾淨之後橫著對切，放入蓋過它的熱水量，煮滾後再小火煮五分鐘，瀝乾冷卻後再去籽，以免產生苦味，就處理完成了。

❷ 製作古早味桔醬：紅辣椒去籽，與薑片、金棗一起放入多功能食物調理機中，再加入糖、鹽、米酒，打到綿密狀即可。還有另外一個版本是加入百香果，小朋友大都很喜歡。

❸ 起鍋加少許油，炒香蒜末，加入汆燙過的排骨，煎至表面焦脆。

❹ 加入醬油、水、桔醬，拌至每塊排骨都均勻沾到醬汁，再加一些糖調味。

❺ 排骨熟透後加入切片的紅甜椒翻炒一下即完成。

營養小叮嚀

金桔又稱金棗，屬柑橘類的水果，如橘子、柳橙、柚子、檸檬等，它們都富含維生素 P 的物質，而維生素 P 是生物類黃酮的一種，可與維生素 C 產生協同作用，使吸收效率提高。另外維生素 P 可以強化微血管的彈性，是保護心血管的重要營養素。金桔對於止咳化痰也有很大的幫助，所以如果氣溫變化大，有咳嗽情形出現時，都可以適量食用以達到保養的效果。

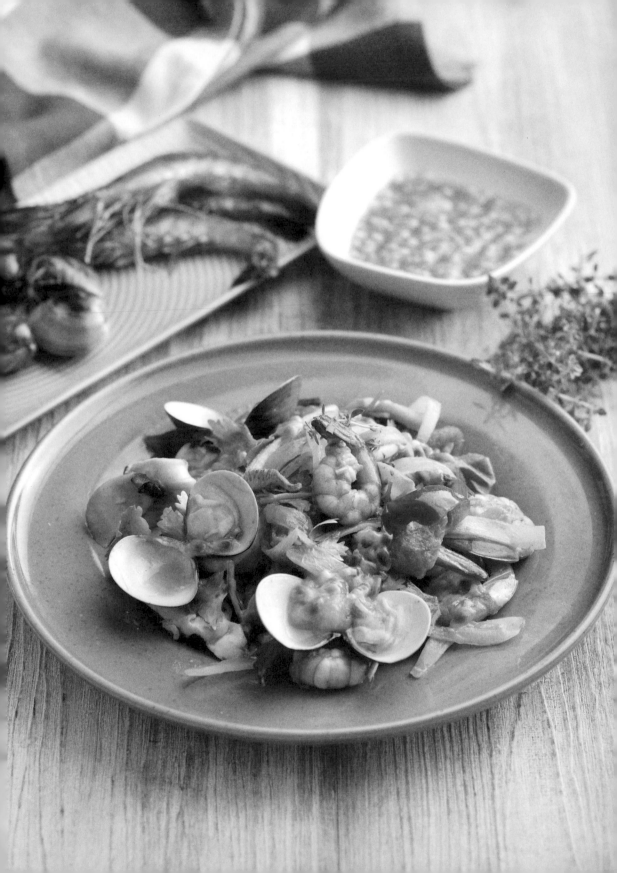

檸檬百香拌海鮮

檸檬與百香果是很好的柑橘類水果，它們不只能做成果汁，兩者搭配在一起入菜，做成溫沙拉之類的料理超好吃！通常燒烤料理會使用一點檸檬汁，除了解膩，也有平衡有害物質的功效，但味道比較單一，加了百香果就會變得很有層次。百香果好處多多，根據醫師的說法，它有豐富的維生素A、維生素C及纖維質之外，同時也是很好的助眠食物，有睡眠障礙的朋友不妨多攝取！

材料

洋蔥……1/2 個	蛤蜊……300 公克
蒜末……2 湯匙	香菜梗……1 小把
辣椒……1 根	鹽……1 小匙
蝦仁……10 尾	油……少許
透抽……1 尾	檸檬汁……1 湯匙
牛番茄……1 顆	百香果……2 顆
白酒……2 湯匙	香菜……少許

做法

❶ 洋蔥切絲，辣椒1/2根切斜片，牛番茄切半月形，香菜梗切末。

❷ 起鍋加少許油，炒香洋蔥、蒜末一湯匙、辣椒，再放入蝦仁、透抽及牛番茄拌炒，炒約六、七分熟之後再下白酒，加入蛤蜊，蓋鍋讓食材熟透、蛤蜊開口。

❸ 製作百香果醬汁：如果不喜歡百香果籽的話，可以濾出汁，約2湯匙份量，再加上檸檬汁、蒜末一湯匙、辣椒1/2根、香菜，全部混合調勻即可。

❹ 煮熟的海鮮鍋加香菜梗末、鹽調味後，拌勻即可熄火盛盤，食用前再撒上一些香菜，淋上百香果醬拌勻即可。

營養
小叮嚀

百香果是夏季的水果，酸甜的滋味深受許多人喜愛，也讓人食慾大開，直接吃或入菜都非常合適。百香果含豐富的維生素 A 與鐵質，所以缺鐵的女孩們別再吃葡萄補鐵了，百香果中的鐵質更多。另外它的膳食纖維含量也是一般水果的三倍，所以有便秘困擾的朋友，可以吃點百香果並搭配白開水，對於腸道的清理有很棒的效果喔！

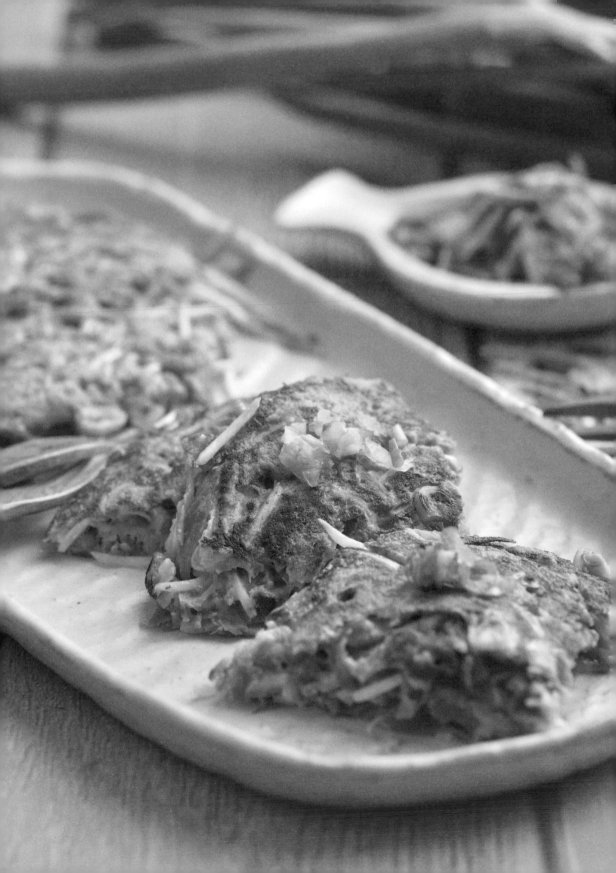

時蔬地瓜籤煎餅

地瓜是平民界的抗癌天王，無論是防癌、幫助排便還是排毒都有它的功效。不過地瓜雖然是健康食材，卻不建議吃過量，有個朋友一天吃三顆地瓜來養生，一個中型地瓜120大卡，三個月便胖了兩公斤！如果要用它來取代米飯很難計算熱量，也可以與飯一同煮，吃平常會吃的米飯量，就不會有熱量超過的問題。這道古早味的地瓜籤是我改良過的配方，加上豐富的時蔬，吃起來甜甜鹹鹹的，營養滿點！

材料
蛋……1 個
中筋麵粉（或地瓜粉）……1 湯匙
櫻花蝦粉……1 湯匙
香油……1 小匙
水……少許
櫻花蝦……1 湯匙
地瓜……1 條
紅蘿蔔……1/3 根
豆芽菜……1 碗
蔥花或香菜末……少許

做法
❶ 地瓜、紅蘿蔔皆切絲，香菜與芹菜切末。
❷ 調製麵糊：蛋打散後加入麵粉、香菇櫻花蝦粉（香菇櫻花蝦乾炒過後磨成粉）及香油調勻，如果比較乾就加少許水調開。
❸ 麵糊加入櫻花蝦、地瓜絲、紅蘿蔔絲、豆芽菜、蔥花或香菜末，混合拌勻到食材都有沾到一點麵糊就好。
❹ 起鍋加少許香油，油熱後，放入麵糊整型煎熟，用筷子插入可以到底表示完全熟透，即可熄火起鍋。

營養
小叮嚀

地瓜雖然是低 GI 的食物，但香甜又綿密的口感，常常令人欲罷不能，吃了血糖一樣會飆升讓人昏昏欲睡，所以有血糖問題的人更是要注意攝取量。另外地瓜是容易產氣的食物，若攝取過多容易與胃酸產生化學作用，並產生大量的氣體，就會有胃脹氣或是不斷放屁的情況發生。無論地瓜富含多少的營養及抗癌的效果有多強，任何食物都應適量並多元攝取，才是維持健康的不二法門。

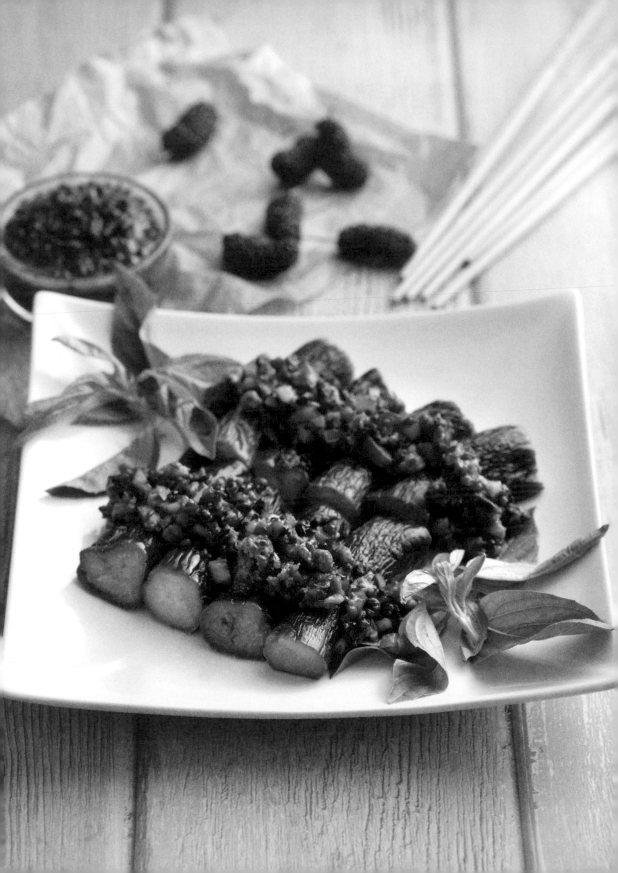

美味醬香茄子燒

大家都知道人體需要攝取不同顏色的食物，像紫色類蔬果就含有特別的花青素，也是很棒的抗氧化食物。如果平常不易攝取到藍紫色具抗氧化成分的食材，在一道料理中充分攝取也是不錯的方法。這道菜我便以茄子為主角，另外搭配紫洋蔥、紫米酒釀、桑椹、洛神花等食物入菜。一般主婦做燒茄子時都會先炸過再燴煮，但茄子非常吸油，我覺得對家人的健康負擔太大，所以會用滾水燙過再去燒，熱量相對地低很多！

材料

茄子……3 根	番茄醬……1 湯匙
絞肉……200 公克	醬油膏……1 湯匙
蒜末……1 湯匙	紫米酒釀（酒釀或洛神花高纖果醬）……2 湯匙
辣椒末……1 湯匙	九層塔……少許
紫洋蔥……1/3 顆	香油……少許

做法

❶ 茄子切段，先準備一鍋滾水加入一湯匙油，倒入茄子之後用濾杓快速壓下去，讓茄子全部浸在沸水中，再蓋上鍋蓋煮片刻。切記茄子一定要全部在沸水中，保色的效果會比較好，將燙好的茄子瀝乾後排盤。

❷ 紫洋蔥切丁，九層塔洗淨瀝乾備用。

❸ 起鍋加少許香油，炒香絞肉，再加入蒜末、辣椒末、紫洋蔥丁拌炒。

❹ 接著加入番茄醬、紫米酒釀（或洛神花高纖果醬）、醬油膏，小火煮到收汁後鋪上排盤的茄子，加入九層塔點綴即完成。

營養小叮嚀

紫色系的食物，如茄子、紫山藥、藍莓、紫高麗、紫米等，都富含花青素。花青素是很強的抗氧化物，可以清除血管中的自由基，維持血管彈性，預防老化及癌症。現代人近視比例逐年攀升，每十人就有七人戴眼鏡。而花青素可以保護眼睛、消除雙眼的疲勞、預防黃斑變性，是保健眼睛的重要營養素，所以建議大家每天至少有一餐吃到紫色系的食物喔！

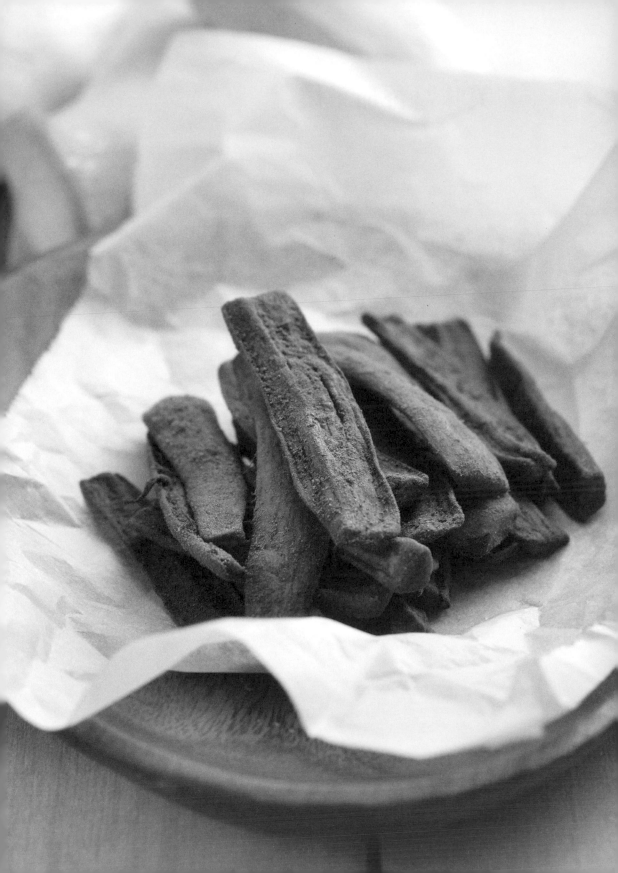

鮮美杏鮑菇素肉乾

受到消費者歡迎的肉乾雖然好吃，但加工肉品總是令人擔憂，除了含有添加物，太甜、太油的問題也讓人卻步。美味的健康零食也可以在家自己做！這個做法相當簡單的素肉乾，符合低油、低糖、低鹽的原則，且杏鮑菇容易有飽足感，又可以促進排便，好處多多。在製作上盡量讓杏鮑菇乾透，此外傳統的天然防腐方法是加入大量的糖、大量的鹽或乾燥讓細菌的活性低到剩一點點，這邊採用的就是讓水分變少的方法，就可以罐裝保存，非常方便！

材料
杏鮑菇……5 根
鹽……1 小匙
五香粉……2 小匙
胡椒粉……1 小匙

做法
❶ 杏鮑菇洗淨後頭尾切除，再縱切對半，依照紋路縱向剝開，它的形狀就會很像肉條。如果想要肉絲的口感就再剝細一點。
❷ 杏鮑菇放在盤中利用微波爐加熱五分鐘，會看到裡面產生很多杏鮑菇精華液體，倒出來可做高湯使用。
❸ 如果倒掉杏鮑菇精華之後想要呈現再乾一點的質感，就微波兩分鐘讓它乾透。
❹ 接下來乾鍋炒杏鮑菇至表面出現淡黃色狀態，乾炒過程中撒上少許鹽。如果不想用平底鍋炒，也可以平鋪在烤箱，烘乾即可。
❺ 將炒乾或烤乾的杏鮑菇裝入容器中，加入五香粉及胡椒粉，蓋上瓶蓋搖勻即完成。

營養小叮嚀

越來越多人因為信仰、環保或健康因素開始吃素食。吃蛋奶素其實是滿健康的飲食模式，但臨床上發現，有許多長期吃素的族群反而高血脂、高血壓比例偏高，後來發現原來是素食的加工品攝取過多造成。其實不論是葷、素食的加工品，都普遍偏鹹、甜及油，所以還是建議盡量攝取天然的食材。若真想解嘴饞，就在家自己 DIY 肉乾吧！

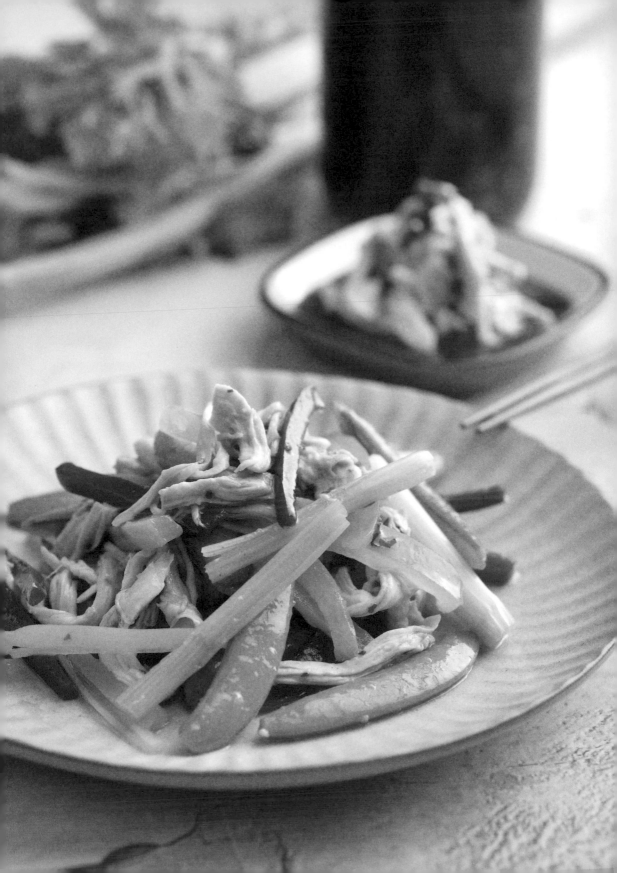

泰式甜椒雞絲溫沙拉

有著各式顏色的彩椒，有護心、抗癌、防衰老的好處，且是很適合生食的食物，因為可以保留更多營養。但彩椒也有農藥殘餘的疑慮，我會建議除了泡一點小蘇打水清洗，也可以連蒂頭放入滾水中氽燙一下，去除部分農藥，不要切了再燙，以免維生素流失過多。另外，甜椒裡頭除了高劑量的維生素C，還含有矽，有些朋友如果有頭髮或指甲乾燥沒有光澤的煩惱，從食物中攝取矽也有幫助！

材料

紅辣椒……2 根
紅甜椒……1/5 個
蒜仁……3 顆
米醋……200cc
糖……150 公克
鹽……1 小匙
芹菜……1 根
黃甜椒……2 顆
甜豆……150 公克
雞胸肉……150 公克
橄欖油……少許

做法

❶不喜歡那麼辣的朋友，辣椒可以先去籽再料理，接著將辣椒、紅椒及蒜頭放入多功能食物調理機中打碎備用。
❷鍋中加入醋與鹽，再加入砂糖及打碎的辣椒配料。
❸煮滾之後加入鹽，煮到醬汁收汁即可完成泰式甜辣醬。
❹芹菜及彩椒皆切絲，入滾水氽燙一下即可。甜豆及雞胸肉則燙熟撈出備用。
❺在調理碗中放入燙好的芹菜絲、彩椒絲及甜豆，雞胸肉剝成雞絲一起放入，接著倒入些許橄欖油，再倒入適量煮好的泰式甜辣醬，拌勻即完成。

營養
小叮嚀

甜椒富含維生素 C、胡蘿蔔素、辣椒素等營養，對於抗氧化與抗癌有益，而五顏六色的甜椒，基本上營養大同小異，但不同顏色代表不同植化素，微量元素的部分有差別，所以建議交替攝取。有些人不習慣吃生菜沙拉，但某些營養素不耐高溫，不妨可以試一下溫沙拉，它不會太生冷又美味，還可以保留大部分的營養素。

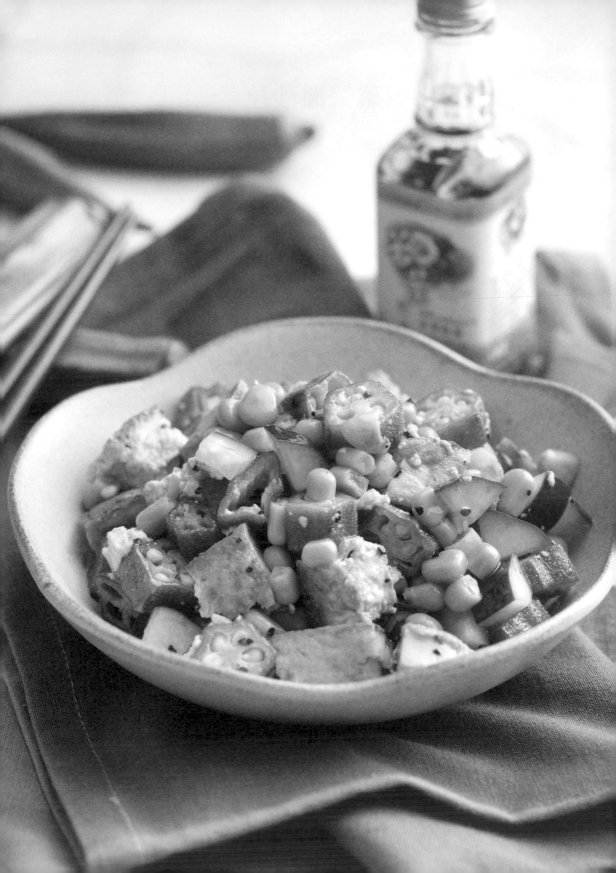

秋葵豆腐溫沙拉

這一道顧胃好料理很適合全家大小吃。一般在市面上常看到的綠秋葵，叫做黃秋葵，因為它的花是鮮黃色的。現在也有小農種植變種的紅秋葵，產量較少，外觀很漂亮。秋葵的挑選要訣是大小適中、粗細一致、稜線分明、長度適中，摸起來硬度要夠，不能有空心感。此外料理秋葵要避免以金屬器皿盛裝，因為它易於氧化，也不建議過度烹調。

秋葵本身的農藥殘留低，在清洗上因為表面有絨毛，有些過敏患者碰不得，可以用鹽巴搓過，再用水沖洗乾淨即可。

材料

秋葵……約 8 根
老豆腐……1 大塊
小黃瓜……1 根
醬油……1 湯匙
甜玉米粒……100 公克
苦茶油……半湯匙
鹽……1 小匙
黑胡椒粒……1 小匙

做法

❶ 秋葵清洗乾淨之後，鍋中水煮開後加少許鹽，放入燙熟，不用燙太久，撈出之後切去蒂頭，再切成星星狀，放入調理碗中。

❷ 老豆腐切長方塊，小黃瓜切丁。

❸ 另起一鍋加少許苦茶油，放入老豆腐煎至兩面焦黃，轉小火加入醬油，輕輕翻拌至每一塊豆腐沾到醬油。

❹ 小黃瓜丁放鹽抓勻，再與甜玉米粒一起倒入裝著秋葵的調理碗。

❺ 豆腐放涼之後用手捏碎加入撒上黑胡椒粒拌勻即完成。

營養
小叮嚀

最近坊間流傳秋葵可以幫助減重與血糖控制，事實上秋葵本身因含水溶性膳食纖維與咖啡鹼，確實可以增加飽足感、延緩血糖上升與短暫提升基礎代謝，如果搭配飲食的控制，想要減重或控制血糖，是沒問題的。而這道秋葵搭配豆腐的料理，也非常適合素食者及有在健身雕塑身材的族群食用，可以補充優質蛋白質與幫助肌肉生長。

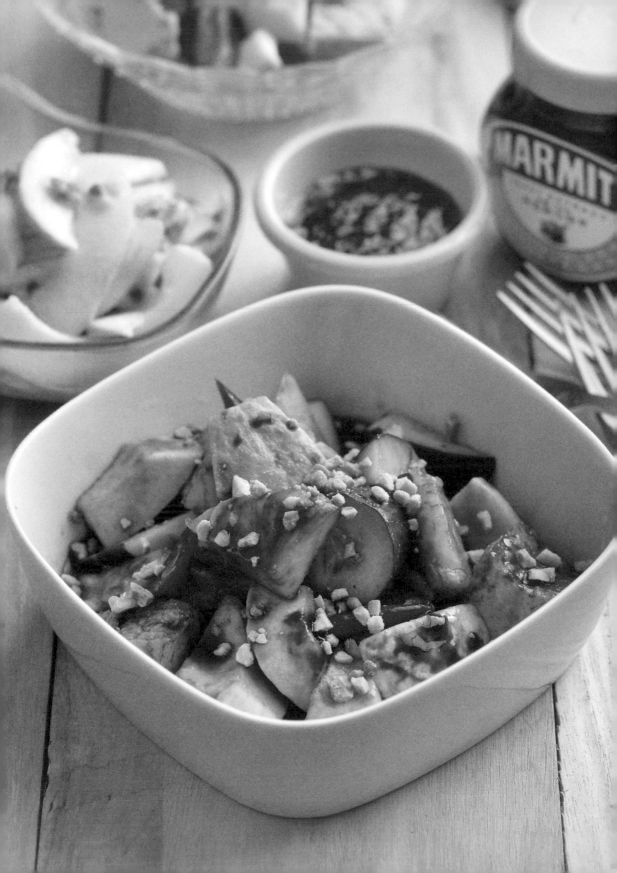

南洋水果沙拉（羅扎）

芭樂是能夠抗氧化、防癌又富含維生素C的好水果，入菜很簡單，對身體好處又多。通常我不會丟棄芭樂籽，而是挖出來之後冷凍，收集夠量之後用果汁機打碎，稀釋以後將籽瀝出，就是好喝的新鮮芭樂汁了。這道沙拉有星馬地區的傳統南洋風味，並在裡面加了花生粒，有營養學專家說過芭樂可以幫助肝臟代謝黃麴毒素，一般花生有令人擔憂的黃麴毒素問題，與芭樂一起搭配吃再好不過！

材料

鳳梨……1/4 顆
芭樂……1/2 顆
小黃瓜……1 根
油豆腐……5 塊
黑糖蜜或果寡糖……2 湯匙
醬油膏或酵母醬（媽蜜醬）……2 湯匙
蝦膏、蝦醬（或是櫻花蝦粉）……1 湯匙
紅辣椒……1 根
花生粒……半碗

輕漬芭樂材料

芭樂……1/2 顆
百香果……1 顆
糖……1 小匙
檸檬汁……1 湯匙
鹽……1 小匙

做法

❶ 芭樂去籽後切薄片，裝入保鮮袋中，撒上少許鹽，抓起袋子晃勻，靜置十五分鐘。

❷ 百香果取出籽與汁，加入鹽漬好的芭樂中，再加糖及檸檬汁調味拌勻，醃約二十分鐘即可入味。簡單醃漬就是好吃的輕漬芭樂。

❸ 鳳梨、芭樂切一口大小塊狀，小黃瓜切滾刀塊，油豆腐切三角塊，辣椒切斜片。

❹ 黑糖蜜、醬油膏、蝦膏先調勻，沙拉碗中放入鳳梨、芭樂、小黃瓜、油豆腐及辣椒，再放入醬料拌勻，最後撒上花生碎即完成南洋風味水果沙拉。

營養小叮嚀

許多婆婆媽媽擔心體重上升，喜歡在晚餐時不吃正餐，改吃水果沙拉，比較不會攝取過多熱量。但事實上水果雖然富含維生素、礦物質及纖維，同時也含容易代謝囤積脂肪的果糖，如果攝取不節制，又淋上沙拉醬，不僅吃不飽還可能增胖。這道南洋風味的水果沙拉，除了水果之外，還加了富含蛋白質的豆腐與具油脂的花生，除了較有飽足感外，血糖也不易快速地上升。

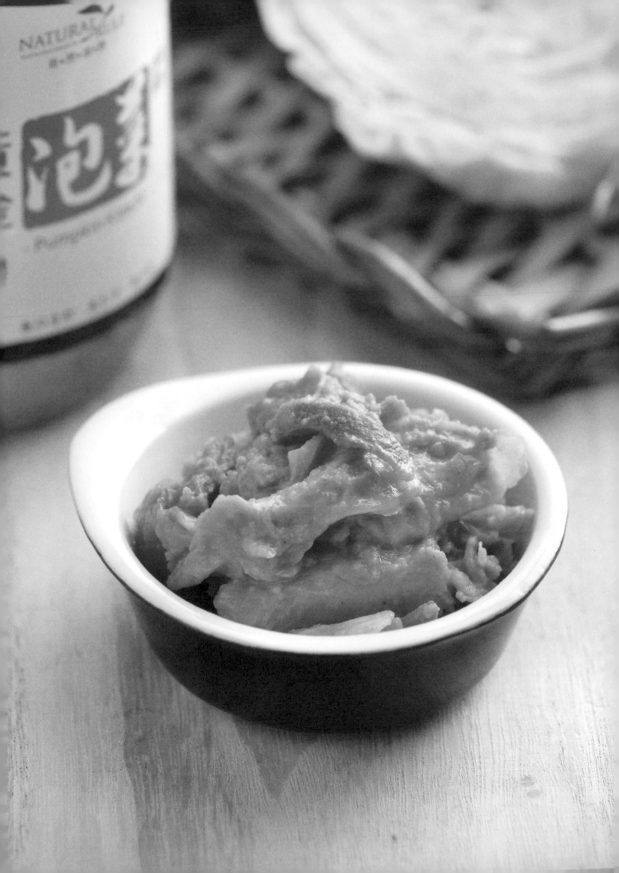

五星級優格黃金泡菜

「全食物」的概念已經推廣很久，目的是希望把營養全部吃進去，無論是泡菜，還是泡菜醃汁，其實都充分運用到。一般我們做菜很自然地會丟掉蔬菜皮、果皮，在清洗乾淨的前提下，這些都可以拿來利用。許多蔬果最營養的部分往往都在皮層，這道黃金泡菜便是利用連皮的紅蘿蔔及南瓜來製作。特別一提的是，醃汁部分的南瓜，是連籽一起打進去的，能吃到南瓜籽的營養，加上放入了香油，也讓脂溶性的植化素能充分發揮作用！

材料
南瓜 1/4 顆、紅蘿蔔 1 根、希臘優格 100 克、水果醋 150cc、香油（亞麻仁籽油或是紫蘇油）100cc、蒜仁 6 顆、糖 60 公克、高麗菜或是山東人白菜（小）1 顆（1公斤）、紅蘿蔔片少許、白芝麻 1 湯匙、鹽 50 克

做法
❶ 南瓜及紅蘿蔔洗淨連皮切塊後煎熟或蒸熟，放入多功能食物調理機或果汁機中，再放入水果醋、希臘優格、香油、蒜仁、剩的紅蘿蔔皮，打成泥狀。

❷ 高麗菜剝大片、紅蘿蔔（帶皮）切小片，清洗過後用5%的鹽醃漬約四小時後倒出其中的鹽水，再用水沖洗一遍後擠乾水份備用（快速做法可以燙熱水20秒後過冰水後擠乾水分）。

❸ 準備一個大的調理盆，一層蔬菜、一層泡菜醬汁往上鋪放，最後撒上白芝麻提味，用手拌勻，可以立即食用，也可以放入冰箱冷藏一晚，讓它更入味。

營養
小叮嚀

夏季天氣炎熱，很容易沒有食慾，吃不下飯。這道酸甜可口、外觀鮮豔的金黃色泡菜，相信會是道大人小孩都喜歡的開胃菜。醋有刺激唾液及胃液分泌的效果，可以幫助增加食慾，南瓜及紅蘿蔔富含天然橘黃色的 β - 胡蘿蔔素，可以保護眼睛，對於改善皮膚乾燥及呼吸道黏膜的健康都非常有幫助喔！

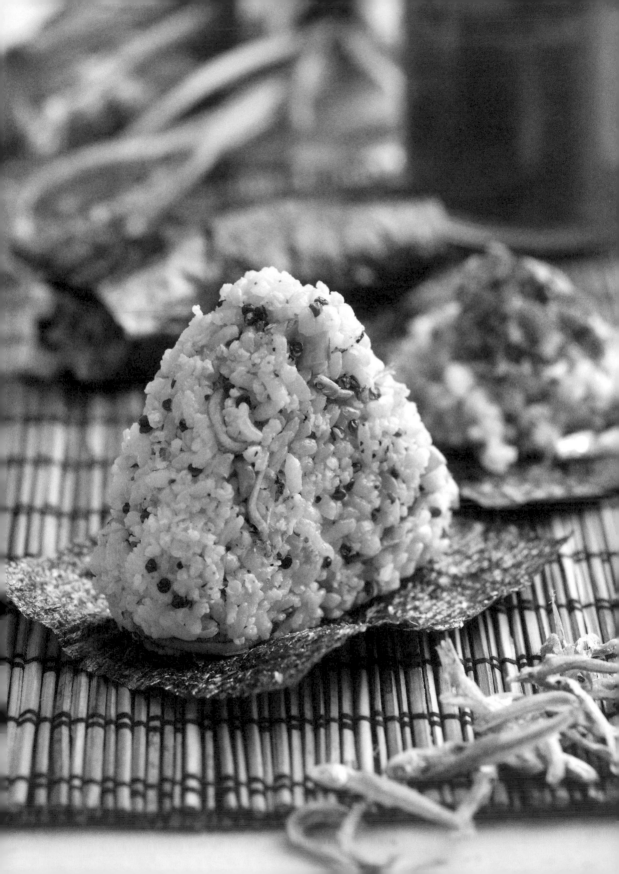

高鈣芥蘭菜飯

成長中的小孩需要補充鈣質，在料理中我常想盡辦法做出讓孩子愛吃，同時補鈣的料理，就像這道菜飯，用了高鈣蔬菜——芥蘭。通常在家吃芥蘭，我自己燙熟之後加一點醬油就能吃，但小朋友卻不愛它的苦味。芥蘭末端的梗比較硬，有時還要撕去老皮，撕完半小時都過去了，還有好幾道菜等著在後面要煮，不符合經濟效益。我會將這些梗切下來切成小丁，做成菜飯，完全吃不出來它的硬。米飯則使用發芽糙米、白米和小米三種，糙米的鈣質也比白米多很多倍，比單純用精製的白米來得好。另外，我也加了富含維生素D的乾香菇，能幫助鈣質吸收，相得益彰！

材料

芥蘭……1 把　　　　　紅藜麥……1 湯匙
乾香菇……5 朵　　　　小魚乾……1 湯匙
糙米……1 米杯　　　　鹽……1 小匙
白米……1 米杯　　　　胡椒粉……少許
小米……1/2 米杯　　　香油……1 湯匙

做法

❶ 芥蘭菜梗切成小丁，芥蘭菜葉切絲。
❷ 乾香菇及小魚乾洗淨後泡溫水備用，糙米泡水24小時。
❸ 將香菇、糙米、白米及小米、紅藜麥放入鍋內，再加入2又1/3米杯泡香菇的水，還有芥蘭菜梗丁、小魚乾、鹽、胡椒粉，稍微拌勻一下，讓食材分布均勻，最後放上芥蘭菜葉，放進電鍋煮熟。
❹ 開鍋後淋上一點香油或是黑麻油雙薑泥拌醬或黑豆豉小魚乾醬，拌勻即可食用。

營養小叮嚀

根據一項針對國人的飲食調查發現，台灣各年齡層普遍鈣攝取不足，成人每日鈣質建議的攝取量為 1000 毫克。鈣除了跟骨骼成長發育有關，針對神經的傳導、血壓的控制與凝血都息息相關。大部分的人聽到補鈣，就會直接聯想到鮮奶，但其實鈣質的補充，還有其他食物可以選擇，例如：芥蘭菜、小方豆乾、紅莧菜、小魚乾、山芹菜等都是每 100 公克富含 200 ～ 300 毫克的高鈣食物，可以交替食用。

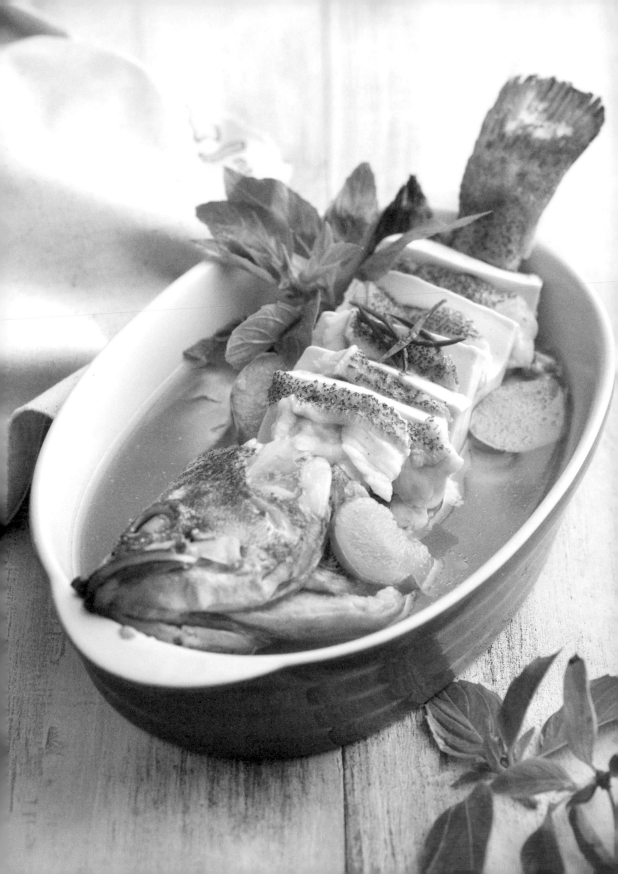

羅勒石斑豆腐湯

石斑魚號稱吃的化妝品,用來與其他食材搭配做成這道湯,高鈣、養生又補腦。我自己很喜歡吃魚頭,所以整隻魚都會拿來做利用。魚裡面有很好的油脂,以DHA的含量來說,魚頭也是最高的部位,100公克可以高達1300毫克的DHA。這道湯使用鮮美的營養高鈣湯底,讓它有動物性的膠質,也有植物性的膠質,最後加入新鮮羅勒葉,不但可以蓋掉一點昆布的腥味,同時是高鈣香草,味道相當清爽,連小朋友都說讚!

材料

石斑魚(小)……1 尾　　　新鮮羅勒葉(九層塔)……1 把
蒜仁……10 顆　　　　　　昆布……1 片
薑……4 片　　　　　　　薑片……3 片
米酒……1 小匙　　　　　鹽或味噌……1 小匙
傳統豆腐……1 盒

做法

❶ 將石斑魚的魚頭切下來,魚肉另外片下來,分開處理,豆腐切塊。

❷ 在鍋中燒三分之一約一公升的水,水滾後放入魚頭、魚尾,再加入蒜仁與米酒,蓋上鍋蓋熬煮。

❸ 準備昆布湯底:泡開的昆布一片兌800cc的水,加入薑片鹽或味噌、放入多功能食物調理機中打成濃湯,剩下的昆布切片放入剛才的湯鍋中繼續熬煮。

❹ 打好的湯底加入湯鍋中混合,撈出湯底浮渣後,開大火將它煮滾。

❺ 煮滾後加入豆腐及魚,再滾就加入羅勒(九層塔)、鹽調味,涮一下即可熄火。

營養小叮嚀

現在網路資訊發達,許多人對 DHA 一點都不陌生,但卻是一知半解。DHA 是一種多元不飽和脂肪酸,在人體中扮演重要的角色,可以促進大腦發育及強化記憶力,與孩童智力的發展與老人預防失智有關;DHA 為視網膜感光細胞細胞膜的主要成分,可幫助抗氧化、減少光害保護眼睛;此外可以抑制發炎,間接改善過敏發生。所以多補充富含 DHA 的食物,如石斑、秋刀魚、鯖魚、蝦仁,好處多多。

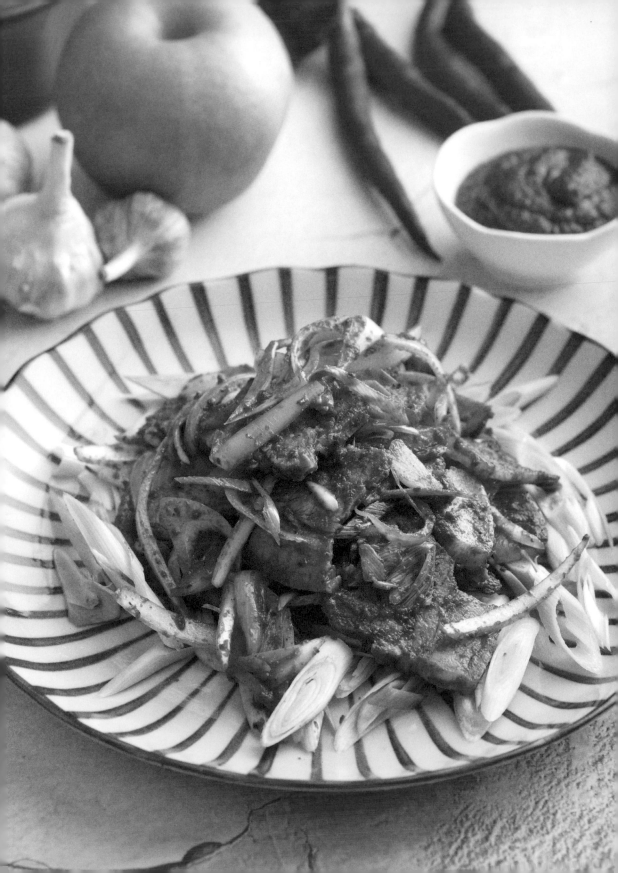

韓式辣炒五花肉

追韓劇的人口越來越多，韓劇裡的美食也令人垂涎，許多人開始嘗試在家做韓式料理。不少人家拜拜都會剩下一條五花肉，除了白切肉、客家小炒，其實也可以做點異國風的料理變化。在自製的韓式辣椒醬中，除了經典的水梨泥，我還放了蘋果泥增加風味。此外，大家擔心的豬肉高膽固醇問題也有解套方式，只要在烹調時加三十公克洋蔥或是十五公克大蒜，就可以有效降低50%膽固醇的吸收，所以建議大家做肉類料理時加上蔥、薑、蒜這些配料更健康！

材料
五花肉 1 條（500 克）、大蔥 1 根、蒜頭 3 顆、洋蔥 1/3 顆

韓風辣椒醬材料

醬油 3 湯匙、糙米醋 1 湯匙、糖 2 湯匙、蒜泥 1 湯匙、薑泥 1/2 湯匙、韓式辣椒粉（粗粒）2-3 湯匙、紅辣椒粉（細末）1 湯匙、水梨泥 3 湯匙、蘋果泥 2 湯匙

做法
❶ 五花肉先燙半熟，易於刀切，再切成厚片。蒜頭切片，大蔥切斜厚片，洋蔥切絲。

❷ 熱鍋後不要加油，利用五花肉的油煎香，待油逼出來之後，放入蒜片一起炒香。

❸ 調製韓風辣椒醬：將醬料材料中的所有材料混合拌勻即可，此醬也可做為常備醬，製作泡菜或是做為沾醬都可以，可密封冷藏保存。

❹ 將大蔥、洋蔥放入五花肉鍋中一起拌炒，再加入調好的醬料（約三至四大匙）拌勻，蓋上鍋蓋燜一下，讓蔬菜熟軟即可熄火。

營養小叮嚀

五花肉是油脂含量高的部位，有在減重或心血管本身有一些狀況的族群，建議不妨用里肌肉來取代，才不會攝取過多的飽和脂肪，造成身體的負擔。而豬肉本身屬紅肉，鐵含量高也含豐富的維生素 B 群、鈣、磷、鉀等礦物質，去除飽和脂肪較高的缺點，是營養豐富的食材。另外可以用生菜包肉的方式搭配食用，除了吃起來較爽口、不膩之外，站在營養的角度也比較均衡健康。

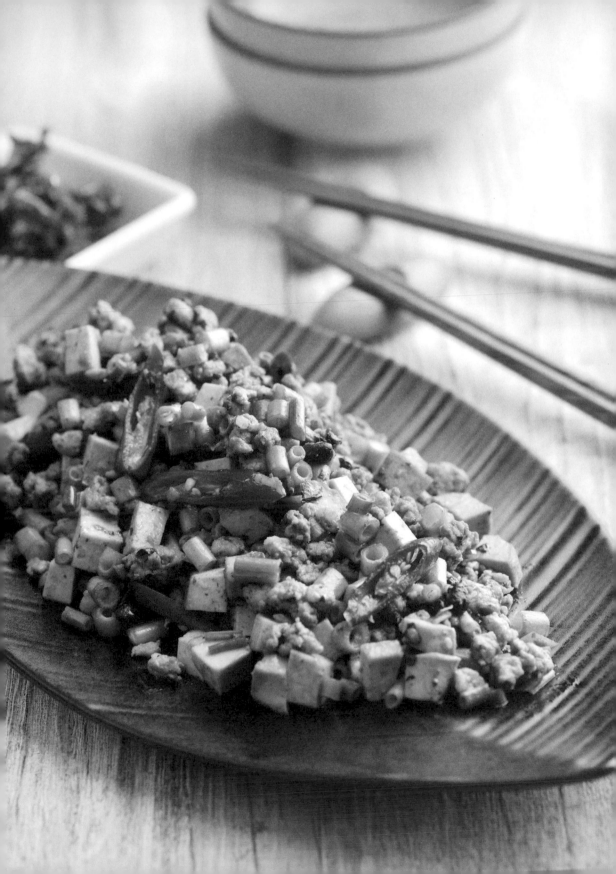

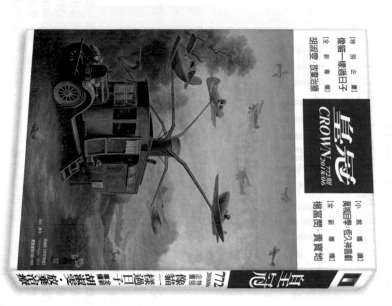

皇冠
CROWN
772期
2018/06

皇冠雜誌
772 期 6 月號

特別企畫／像貓一樣過日子

如果能像貓咪一樣，
不委屈自己、不在意他人、不受世俗制約，
自由自在，該有多好？

小說搶讀／萬城目學／恆久神喜劇

大家好！嗨嗨，大家好，我是神！
我的工作是重複兩次同樣的話，
利用「言靈」的力量，讓祈願的人實現願望。

全新專欄／胡淑雯／放棄治療

油畫裡的海洋，
就算驚濤駭浪也不出聲……

全新專欄／楊富閔／賃寶地

許多故事尚未向你細訴，
這些那些落腳故事都生下了氣根……

讀樂 HAPPY READING

2018.06

皇冠文化集團
www.crown.com.tw

你是一切的答案

簡里里 著

所有你的過去，都不能定義你是誰。
你現在的選擇，每一個此時此刻，才是真實的你。

獻給所有為孤獨而不安、為黑暗而恐懼、為人際關係煩惱、為前景感到迷茫的人！

這個世界上，沒有人比你更了解自己。我不會騙你說，生活美好、未來富裕、老實說，生活並不理想，現實甚至很殘暴，我無法賦予你信心、勇氣和力量，因為那些東西早已存在你的身體裡。我只是像考古學家一樣，將它們拂去層層灰塵，讓你重新獲得使用它們的能力。當你做好了準備，決定要幫助自己，當你翻開這本書，那一刻，我跟你站在一起。你仍要在黑暗中行走，但能夠帶著勇敢上路，不讓誰帶領誰，不要誰拯救誰，讓我們並肩而行，找到生命的答案。

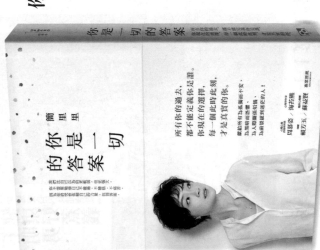

空心菜蒼蠅頭

超下飯的料理蒼蠅頭，一般在製作上會用韭菜，但不是四季都有產韭菜，利用國民蔬菜——空心菜更方便製作！空心菜富含膳食纖維、粗纖維及維生素C，對身體來說好處很多。通常在家炒空心菜，一般會習慣整把切段去炒，但往往葉子部分熟了，梗的部分還沒熟透，尤其是礁溪產的白骨空心菜，梗比較粗，情況又更明顯。我會建議分段做處理，葉子的部分清炒，梗的部分切成丁做成蒼蠅頭這樣的料理，即使它的梗比較老，經過料理後完全吃不出來！

材料

空心菜梗……1 把
豆乾……100 公克
乾黑（蔭）豆豉或黑豆豉小魚乾醬……2 湯匙
豬絞肉……200 公克
蒜末……1 湯匙
醬油膏……1 湯匙
味醂……1 湯匙
辣椒……1/2 根
香油……少許

做法

① 空心菜粗梗切成小丁，黑豆豉泡冷水，豆乾切成丁，辣椒切片。

② 起鍋下少許香油，下蒜末爆香，再放入絞肉炒散，炒至六、七分熟後下黑豆豉一起拌炒，再放入醬油膏，接著下豆乾丁，拌炒均勻。

③ 加入泡豆豉的水2湯匙以及味醂，再放入空心菜梗丁翻拌一下，蓋上鍋蓋燜約兩分鐘收汁，起鍋前加辣椒即完成。

營養小叮嚀

隨著飲食越來越精緻化之後，許多食物適口性較差的部分，經常會被丟棄，如：米的稻殼、芭樂的籽、馬鈴薯的皮、蔬菜的老梗等，但其實這些部分才是營養的精華所在，像糙米含豐富纖維及 B 群、芭樂籽富含鉀與抗氧化物等等。我們可以運用烹調的巧思，將它們吃下肚。將空心菜的老梗切丁製成蒼蠅頭料理，讓家人不知不覺地吃下完整的營養，這也是全食物的營養概念。

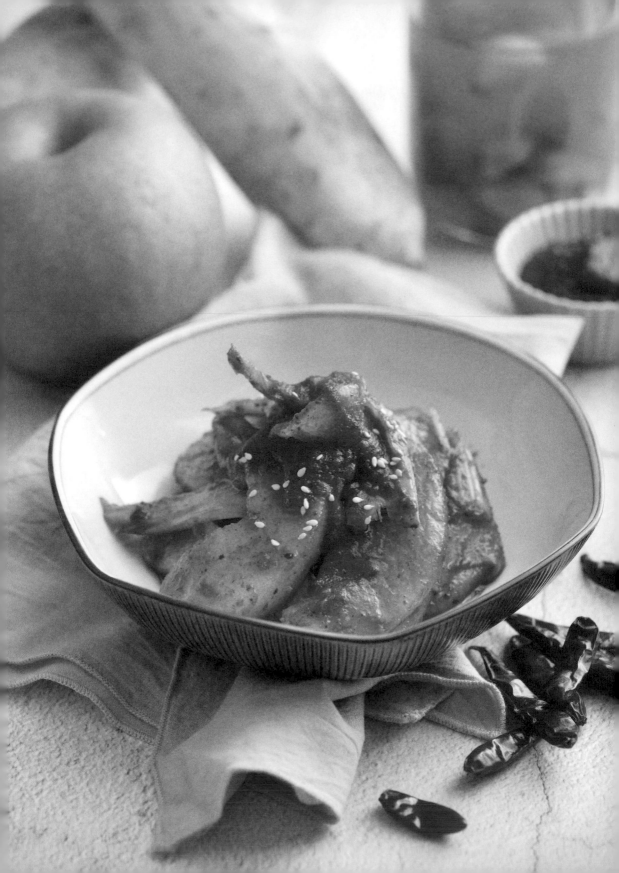

韓式水梨泡菜

台灣種植的水梨又香又甜，水分豐富，它的膳食纖維含量豐富，每一百公克就有二點五公克，且維生素C相當豐富，比蘋果多一些，連鐵質都跟葡萄差不多，可說是非常完美的水果。韓式料理中的醬料用了大量的水梨，因為韓國人多半吃太辣，油炸、燒烤的食物也不少，水梨可以清熱解火，還能夠增加甜度，不需要用到味精，用來做泡菜，就是香甜好滋味！

材料

水梨……1 顆	米醋……2 湯匙
白蘿蔔……1/2 條	蒜泥……1 湯匙
鹽……2 小匙	薑泥……1/2 湯匙
西洋芹……1 根	韓式辣椒粉……4 湯匙
糖……1 小匙	味醂……2 湯匙

做法

❶ 水梨去皮後切片或長條，白蘿蔔去皮切片，西洋芹切薄片。

❷ 白蘿蔔味道比較重，先放在調理盆中以鹽1小匙醃抓過，靜置一小時之後瀝出水分。

❸ 接著在調理盆中放上水梨、西洋芹，再放上糖、白醋醃拌，抓勻後放置密封袋或密封盒，冷藏一個晚上，再瀝出多餘的湯汁。

❹ 韓式泡菜醃醬做法：蒜泥1湯匙薑泥1/2湯匙韓式辣椒粉4湯匙味醂2湯匙鹽1小匙拌勻即可。

❺ 加入韓式泡菜醃醬約兩大匙拌勻，入味後即可食用。

營養
小叮嚀

水梨是夏季盛產的水果，水分含量高、富含膳食纖維及維生素 C。有些人覺得水梨太寒，吃多了還會拉肚子，不太敢直接食用，可以將水梨用韓式辣醬醃製成泡菜的方式食用。韓式辣醬用了大量的辣椒粉，辣椒含辣椒素可以促進循環還能暖胃驅寒，剛好可以與水梨平衡，酸辣的口感好吃又順口。

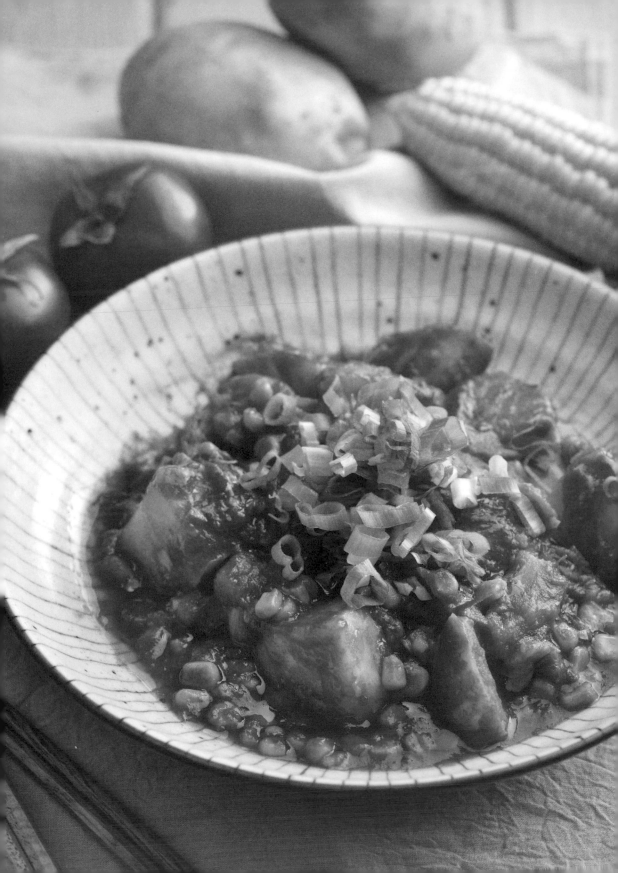

番茄香燜馬鈴薯

馬鈴薯和番茄都是一般家庭主婦很常用來烹調的食材。馬鈴薯的營養豐富，它的蛋白質屬於完全蛋白質，能很順暢地被人體吸收，維生素C含量也比去皮的蘋果高一倍。番茄更是防癌、抗氧化的好幫手，兩者加在一起做成料理，營養滿分！不過一般在家碰到番茄就會做番茄炒蛋、馬鈴薯就做馬鈴薯泥，吃久了也會膩，利用番茄炒蛋的原理變化一下，加入小朋友最愛的甜玉米粒，非常清爽好吃！

材料

蔥……2 支
馬鈴薯……2 顆
牛番茄……3 顆
板豆腐……半塊
甜玉米粒及汁……100 公克
番茄醬……2 湯匙
糖……適量
鹽……1 小匙
橄欖油……少許

做法

❶ 蔥切段，分開蔥綠及蔥白，馬鈴薯洗淨後帶皮切成刀塊，板豆腐、牛番茄切大塊。

❷ 起鍋加少許橄欖油，加入蔥白爆香，再放入馬鈴薯、番茄拌炒。

❸ 加入甜玉米粒及它的汁，翻炒一下，接著放入板豆腐、番茄醬、糖、鹽以及半碗水，蓋上鍋蓋燜煮至食材熟軟即完成。

營養
小叮嚀

番茄炒蛋是餐桌上常見的家常菜，但對於有家族性高膽固醇的族群來說，雞蛋是膽固醇較高的食物，在攝取上需要限制，這道用馬鈴薯取代雞蛋的料理，色香味都與番茄炒蛋雷同，又可以盡情地享用。唯一要注意的是，馬鈴薯為全穀根莖類食物，所以如果攝取量比較多，飯量記得減半喔！這樣才不會限制了膽固醇的攝取，而吃進過多的熱量。

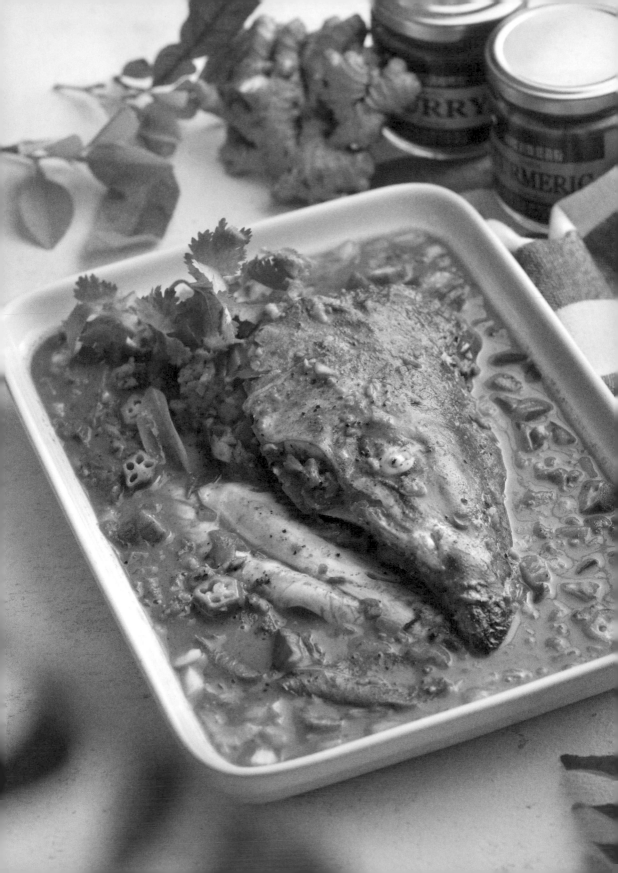

時蔬咖哩鮭魚頭

這道東南亞美食料理的主角是魚頭,但加了相當多的蔬菜及辛香料,有很好的消炎作用。一般做魚頭料理通常會先油炸過,但對身體負擔較大,我採用燉煮的方式來烹調,吃起來「重口味」卻非常健康。特別提醒大家,如果你買到的魚頭比較厚,可以先在電鍋蒸至八分熟再下鍋燉煮,比較不需要花太多時間。

材料
鮭魚頭1/2個、洋蔥1/2顆、蒜頭4顆、薑1小塊、辣椒1/2根、印度咖哩粉3湯匙、印度薑黃粉半湯匙、黑胡椒粉1小匙、香菜梗適量、辣椒醬1湯匙、醬油1湯匙、米酒60cc、牛番茄1顆、高湯約1公升、椰漿1碗、檸檬葉及咖哩葉(新鮮或乾燥)數片、秋葵10支、香菜葉少許、蔥少許、油少許

做法
❶ 洋蔥、蒜頭、薑、辣椒及蔥切細末,香菜梗切碎,牛番茄切丁,秋葵一半切成星星狀。
❷ 起鍋下少許油,爆香洋蔥末、蒜末、薑末,加入咖哩粉、薑黃粉及黑胡椒粉,炒香這些香料,再加入香菜梗末。
❸ 接著在鍋中加入辣椒醬、醬油、米酒及番茄丁,翻拌之後再加入高湯、椰漿、檸檬葉及咖哩葉,並放入鮭魚頭及秋葵,蓋上鍋蓋燉煮至熟,起鍋前加蔥花及香菜葉點綴即完成。

**營養
小叮嚀**

咖哩是原產於印度的料理,而每一戶印度人家的咖哩味都不盡相同,因為咖哩是由十到二十多種不同的香料搭在一起的組合,每戶人家都有專屬的媽媽味。研究發現咖哩對於減少血栓、動脈硬化、糖尿病等心血管疾病有預防的效果,適量的攝取對於血管保健有幫助。但特別提醒體質較燥,容易冒痘痘、口乾舌燥的人攝取不能太頻繁。

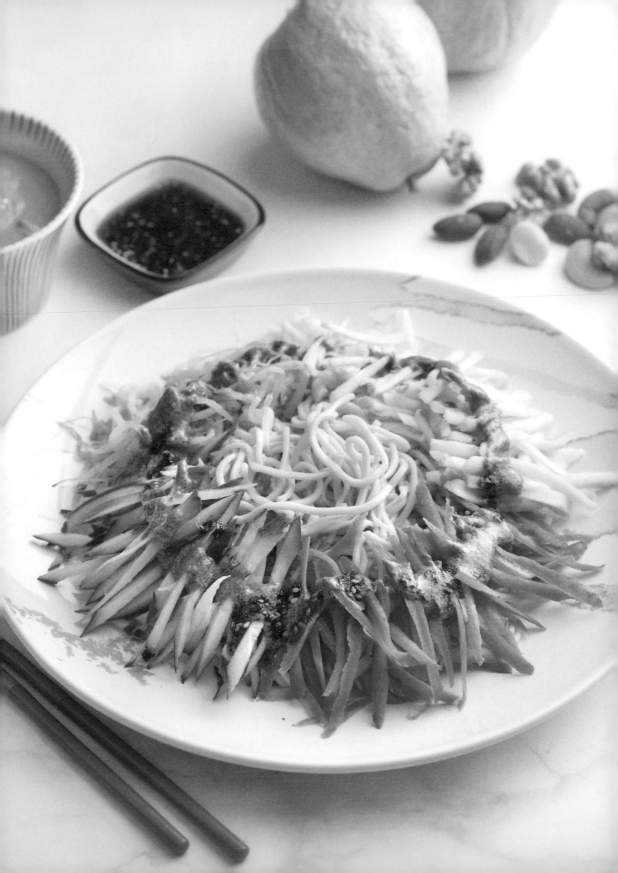

低 GI 燕麥蔬菜涼麵

涼麵在夏天很受歡迎，但往往這個時候就有營養學專家出來提醒大家涼麵的陷
阱，除了熱量高的問題，添加物過多、鈉含量過高都會將更多不利健康的食材
吃下肚！這一道我選用了膳食纖維豐富的燕麥麵，同樣是麵條，就比精製的白
麵健康很多。涼麵中的醬料令人擔憂的還有用油問題，自己在家做可以用富含
Omega-3的亞麻仁籽油或紫蘇油加上堅果做成兩用的醬料！另外，我也用了很
多蔬菜跟芭樂，除了纖維豐富、維生素C含量高，對於體質寒涼者，也可藉此
好油堅果醬來平衡。

材料

綜合堅果……100 公克	烏醋……1 湯匙
白芝麻……50 公克	辣椒……少許
寡糖……4 湯匙	紅蘿蔔絲……半碗
亞麻仁籽油或紫蘇油……50cc	綠豆芽……半碗
燕麥麵（蕎麥麵）……2 束	小黃瓜絲……半碗
蒜仁……4 顆	芭樂絲……半碗
醬油……2 湯匙	

做法

❶ 湯鍋水滾後放入燕麥麵煮熟、瀝乾放入冰水中冰鎮，讓麵條口感更Q。

❷ 利用湯鍋的滾水再過一下紅蘿蔔絲與綠豆芽。

❸ 在多功能食物調理機中放入綜合堅果、白芝麻、寡糖及亞麻仁籽油或紫蘇油
　打勻，即成堅果芝麻醬可以裝入乾淨玻璃瓶中冷藏保存。

❹ 取一半堅果芝麻醬加入蒜仁、醬油、烏醋、辣椒打勻，即成涼麵醬。

❺ 將燕麥麵鋪在盤底，放上紅蘿蔔絲與綠豆芽、小黃瓜絲及芭樂絲，再淋上醬
　汁即可食用。

營養小叮嚀

市售涼麵大部分使用黃麵條且份量多，平均一份是一到一碗半飯的熱量，然後配上
一小撮的小黃瓜或紅蘿蔔。這樣不僅營養不均衡，整份吃下肚更會使血糖快速上升，
吃完後易昏昏沉沉且很快又會感覺到餓。如果真的要在外面購買涼麵，建議選擇蕎
麥或燕麥製的麵條，可增加膳食纖維、維他命 B 群及礦物質的攝取，並且搭配燙青
菜與滷蛋或豆腐，這樣才夠均衡健康。

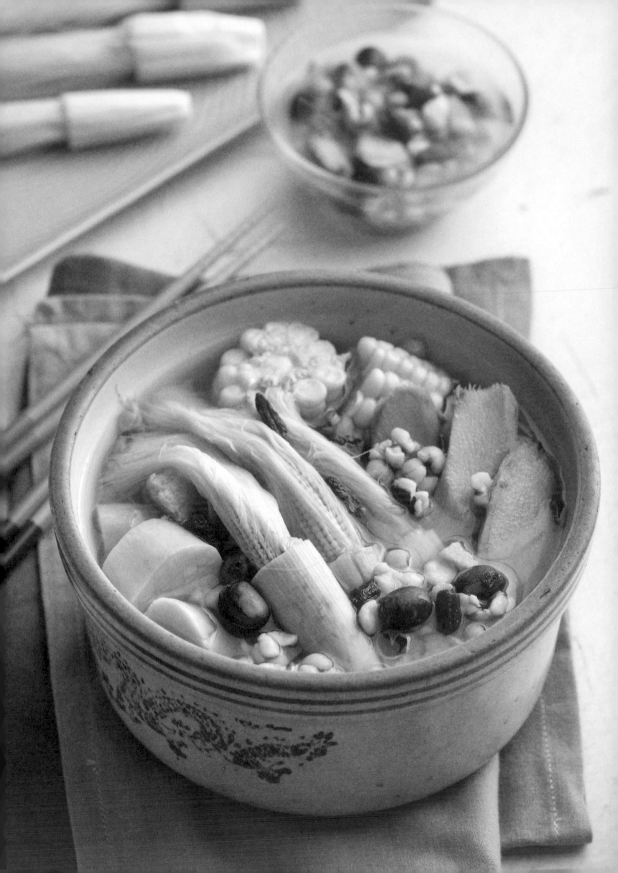

超級玉米素神湯

四神湯是許多人喜愛的國民美食，但加了豬內臟不但需費時處理，熱量也比較高。這道將傳統的四神湯做成素湯，運用玉米和眾多蔬菜的鮮甜，尤其用到了號稱素牛肉的杏鮑菇，攝取營養之餘同時擁有飽足感，還有多種維生素及鐵質含量高的新鮮玉米筍及玉米鬚，讓這道湯更具美顏去水腫、抗氧化的功效，十分適合全家大小食用。特別一提的是，玉米筍除了營養價值高之外，帶殼的在內層味道非常甜，用來熬湯可以取代味精，讓湯頭格外地鮮美！

材料
甜玉米……2 根
杏鮑菇……2 根
山藥……1 小段（150 克）
牛蒡……半根（200 克）
帶殼玉米筍……5 根
四神湯材料包……1 包
米酒……100cc
鹽……1 小匙

做法
❶ 甜玉米切段，杏鮑菇切滾刀塊，牛蒡去皮後切厚片，山藥切塊。
❷ 湯鍋中準備約1500cc的水，水滾後將四神湯的材料放入，再放入牛蒡、玉米、杏鮑菇、山藥，蓋上鍋蓋燉煮。
❸ 玉米筍剝去外層的殼之後，帶鬚一起下鍋煮。
❹ 待食材全部熟軟之後，起鍋前下米酒、加鹽調味即完成。
❺ 快速燉煮法可將所有食材放入壓力鍋中煮約十五分鐘即可。

營養
小叮嚀

四神湯是小吃攤常見的湯品，而四神指的是「芡實、蓮子、淮山、茯苓」，主要可幫助溫脾健胃、利水改善消化。這道改良版的素神湯，不僅素食者可以食用，對於愛美的女性也非常適合，尤其是玉米中含穀胱甘肽及玉米黃素，是很好的抗氧化成分，對於美白及視力有很大的幫助。另外也有研究發現穀胱甘肽對於男性的不孕症也有幫助。

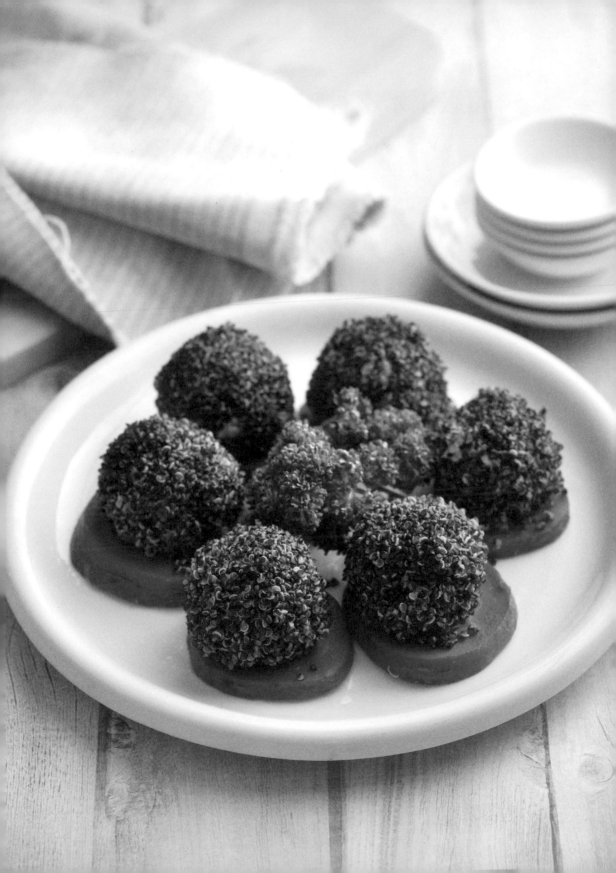

紅藜珍珠肉丸子

台灣原生種的紅藜麥，在近年來成為炙手可熱的超級食物。它的紅藜體型比國外小，營養價值卻高出不少，熱量較低、脂肪較少、鈣質較高，膳食纖維也高出一倍。中醫也說五色入五臟，不同顏色的食物可以對應五臟的滋養，紅色入心，紅藜對心血管也有不錯的幫助，可說是好處很多。

一般的珍珠丸子使用的是精製白糯米，因為丸子本身就是紅肉，如果再搭配精製的碳水化合物，只怕營養不均衡，換成纖維更加豐富的紅藜，不但較為健康，外觀也相當討喜！

材料

紅藜麥……30 公克
絞肉……300 公克
蛋白……1/2 顆
纖維粉（或太白粉）……1 湯匙
醬瓜……2 條
乾香菇……3 朵

蔥……1 根
白胡椒粉……少許
鹽……少許
香油……2 小匙
糖……2 小匙
紅蘿蔔片……6 片

做法

❶ 醬瓜（菜心、脆瓜都可以）切碎，乾香菇泡軟之後擠乾切小丁，蔥切末，紅蘿蔔切斜厚片。

❷ 紅藜麥以過濾水沖泡，撈除雜質，浸泡至少半個鐘頭（或是先蒸熟備用）。

❸ 將絞肉抓拌至筋性出現，加入蛋液、纖維粉（或太白粉）、醬瓜丁、香菇丁、蔥花，再加入胡椒粉、鹽、香油及糖調味拌勻。

❹ 將拌好的絞肉團捏出丸子形狀，在外層裹上藜麥，盤子先鋪上紅蘿蔔片做為底座，再放上珍珠丸子。

❺ 電鍋外鍋中放一杯水，蒸熟即完成。

營養小叮嚀

紅藜麥是近年來當紅的食物，有超級食物之稱。但前陣子有傳言說藜麥的外殼含皂素，食用脫殼的藜麥才不會有中毒的風險。事實上藜麥殼中確實含有微毒素的「皂素」成分，加熱也無法完全去除。但正常人一天不會攝取一整包紅藜麥，而皂素在腸道吸收率也非常低，不會有中毒的疑慮。另外像黃豆、山藥、人參等也都含有皂素，適量的攝取不僅不會造成身體負擔，還有研究指出，適量的皂素有抗發炎與抗癌的效果。

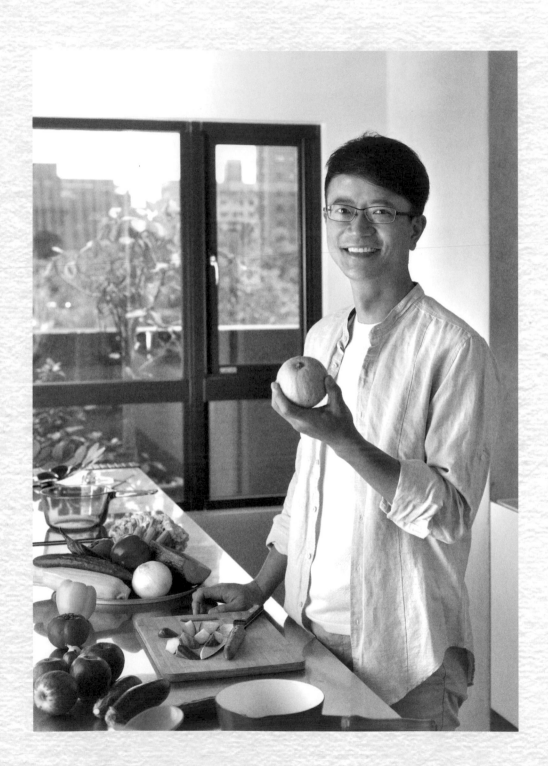

醬料

避開高熱量陷阱

無論是果醬、麵包抹醬、佐醬、沾醬等，醬料在我們的飲食中占有很重要的角色，它可以為食物畫龍點睛，增加風味。在一般人的觀念中，絕大部分的醬料都需要依賴市售現成產品，很多人以為醬料製作很難又費工，自己在家怎麼可能做得出來呢？

事實上，在家製作醬料一點都不難！我鼓勵大家自製醬料，因為市售醬料大多數添加物多且高糖、高油、高鈉，不要以為一次用量不多便常常吃，它會導致熱量破表，增加身體的負擔。

我自己經常在家製作醬料成為常備醬，搭配菜餚時拿出來，非常方便！這些醬料食譜來自各國經典食材，包括中、日、韓、泰國、星馬等地，健康又美味，可以滿足喜愛美食又重視健康的現代人！

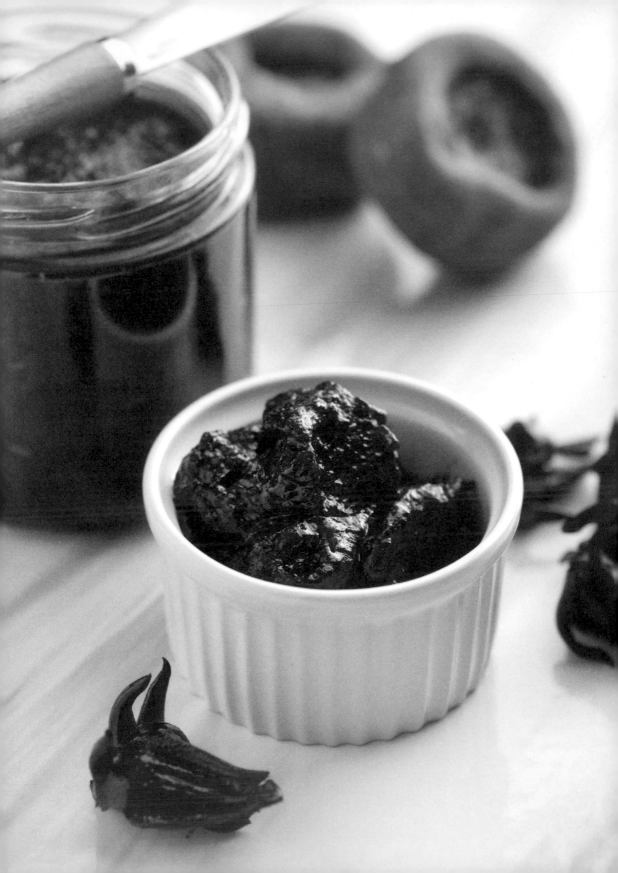

洛神花高纖果醬

洛神花有養顏美容、降三高的功能，不管對女性還是中年朋友都有幫助。一般不容易買到新鮮的洛神花，可以選擇乾貨店賣的乾燥洛神花。乾的洛神花在外觀上有些呈現鮮豔的紅色，有些則接近黑紅色，其差別就是乾燥的速度不同。如果在家自己曬乾新鮮洛神花做成乾，最大的問題就是天氣不穩定，往往第一天出太陽，第二天就下雨。洛神花很容易發霉，所以如果買到市售非機器風乾的洛神花，一定要注意是否有白霉產生。

洛神花果醬可以用新鮮的製作，也可以用花乾製作，做好的果醬易於保存，也能夠泡成洛神花茶來喝，非常方便！這道果醬我另外加了新鮮蔓越莓（藍莓或桑椹），研究發現當兩種不同的花青素加在一起，它的效果能發揮得更好，只不過果醬的酸味會較重，建議可以用柿餅增加纖維及甜味，使用健康代糖避免加太多精糖，以免對於健康產生反效果。

材料

新鮮洛神花（或洛神花乾 20 克）……200 公克
新鮮蔓越莓、藍莓或桑椹……200 公克
柿餅……2-3 個
果寡糖（椰糖或赤藻糖）……100-200 公克（視柿餅甜度）

做法

❶ 準備一鍋熱水，煮滾之後放入洛神花（乾），再放入新鮮蔓越莓。

❷ 將柿餅的萼片取下後一起放入滾水中殺菌。

❸ 這三種材料煮滾之後撈出，放入多功能食物調理機中，再加果寡糖（或赤藻糖、椰糖）打成果泥，即成洛神花果醬。

營養
小叮嚀

洛神花盛開於冬季，可以製成洛神花茶、洛神花蜜餞或洛神花果醬。洛神花的花萼、莖、葉，全株都可以被利用且富含類黃酮、花青素、原兒茶酸、異黃酮等多種植化素成分，是很強的抗氧化劑。

研究發現每日喝 200cc 的洛神花茶，有降血脂與血壓的效果，針對養顏美容、抗皺也有一定的幫助。但如果是製成果醬或蜜餞食用，還是要注意糖的攝取，或是用果寡糖或赤藻糖等天然代糖料理。

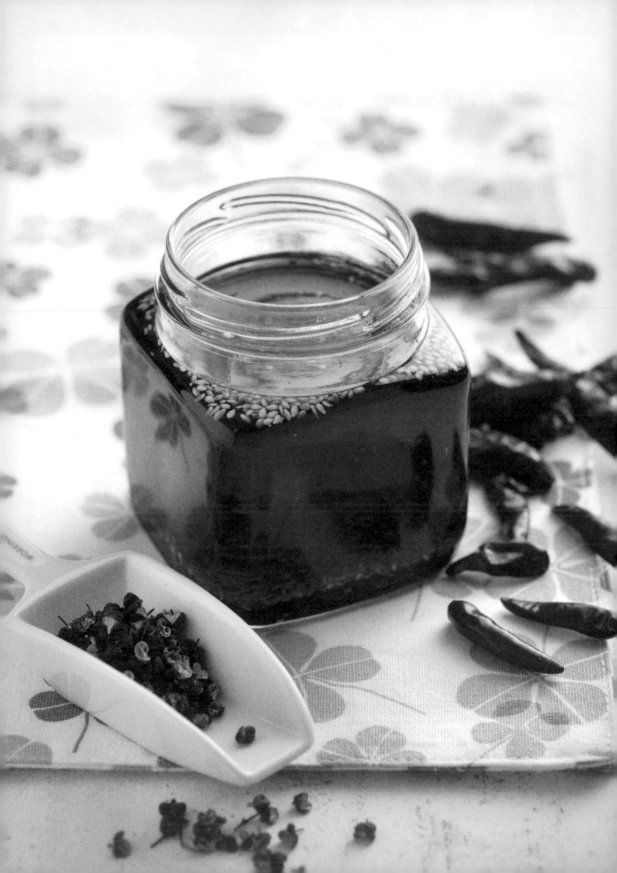

三椒辣油

每當天氣冷的時候，大家都想吃麻辣鍋，很多人認為麻辣鍋就是不健康，其實是錯誤的觀念。這道自製的三椒辣油使用新鮮天然的花椒、麻椒跟紅辣椒，這幾樣材料都是中藥，有溫中散寒、消炎止痛、除溼利尿的功能，所以只要使用好的油、用對油溫去製作，重口味的紅油料理就可以吃得很健康！

這次用到陝西最有名的大紅袍花椒，這種花椒以陝西及四川、貴州出產的品質最佳，在挑選上顆粒飽滿，顏色越紅豔越新鮮，同時是紅油的辣味來源；麻椒則建議買貴州、四川出產的，因為只麻不辣，在份量上也不必用太多。

我使用苦茶油這種耐高溫的好油來製作，它的單元不飽合脂肪酸高達83%，發煙點也高，同時有保護胃黏膜的作用，也可以使用味道較為輕淡的玄米油或葡萄籽油，也很適合做成三椒辣油。除了麻辣鍋還可以當沾醬、涼麵醬、涼拌提味等用途。

材料

紅辣椒粉（粗）或紅辣椒乾（打碎）……60 公克
大紅袍花椒……40 公克
麻椒……少許
黑胡椒……5 公克
苦茶油（或發煙點高的食用油）……1000cc
白芝麻粒……60 公克
醬油……1 湯匙

做法

❶ 將苦茶油放進油鍋中加熱，先以中大火加熱，冷油時即可放入芝麻粒，等到開始起泡時關小火，再以一小匙辣椒粉或花椒粉放入試溫，如果呈現起泡現象，此時約160℃，即可熄火。

❷ 依序放入紅辣椒粉、花椒粉及麻椒粉，將1湯匙醬油攪拌均勻後立刻蓋上鍋蓋，放到完全涼透即完成，可裝罐保存。

營養
小叮嚀

許多人吃外面的麻辣鍋或市售辣醬會有口乾舌燥或咽喉腫痛等症狀。這道自製三椒辣油，用文火將辣椒、花椒與麻椒的風味熬出，油溫不高，吃起來不容易燥熱，而且辣椒的香氣足、麻而不辣，很適合直接涼拌、煮火鍋，適量地應用在料理之中可以促進循環，幫助流汗排毒。

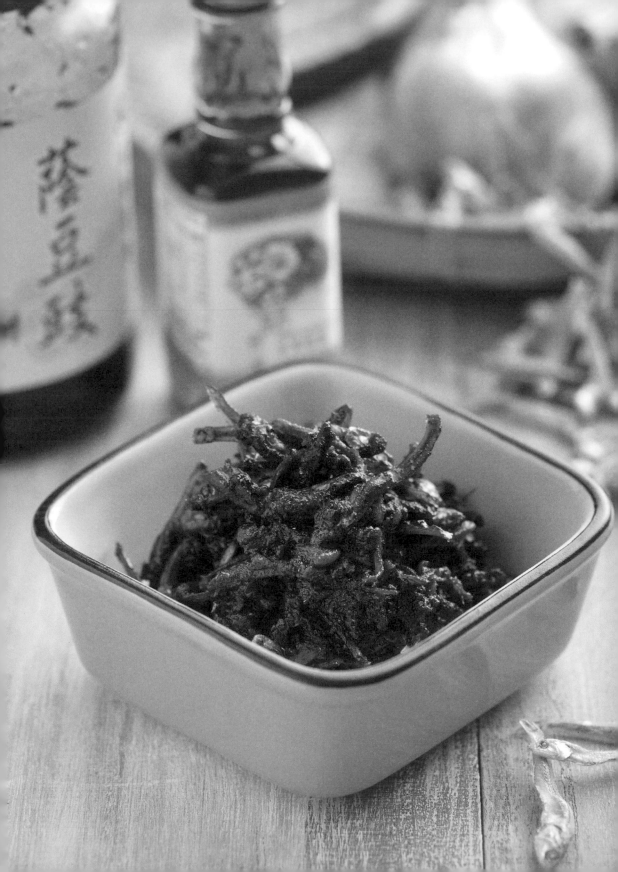

黑豆豉小魚乾醬

相信年紀長一點的朋友對這個醬料都不陌生，用來配飯、拌麵、拌冬粉或是製作客家小炒都很適合。這道醬料是我阿嬤傳下來的配方，由於客家人很節儉，尤其在食物方面，所以傳統的做法鹹度夠，一小口就能夠配一碗飯，在沒有冰箱的年代，鹹度高也沒有保存上會腐壞的問題。

這個版本較為健康，因為過去阿嬤的年代為了讓小魚乾的口感更脆，會先油炸過，但現代人注重養生，因此我建議做這道醬時，盡可能挑選小隻的魚乾，口感才不會過硬。另外，買回家的小魚乾若是擔心不夠乾淨，可清洗過後晾乾或烘乾再接著製作。

這道醬料的主角黑豆豉的品質更是重要，我常說發酵與發霉總在一線之隔，發酵環境好的優質黑豆豉，香味夠，也沒有過多添加物，不妨挑選有信譽的製作廠商，吃起來也更加安心！

材料
苦茶油 300cc、蒜仁 10 顆、辣椒 1 根、黑（蔭）豆豉 100 公克、小魚乾 150 公克、黑豆蔭油膏 1 湯匙、香油 50cc

做法
❶ 蒜仁切大丁，辣椒切小段。
❷ 鍋中下一半的苦茶油之後，倒入大蒜丁、辣椒拌炒，用熱油將水分有效去除。
❸ 加入黑豆豉、小魚乾，拌炒出香味之後，再加入黑豆蔭油膏拌勻。
❹ 最後加入香油及剩餘的苦茶油，食材入味後即可熄火。

營養小叮嚀

豆豉是黃豆或是黑豆利用空氣中的細菌發酵後的食物，發酵過的大豆蛋白質分子較小，所以消化系統較差的族群，可以有效吸收大豆中的營養。不過豆豉製造過程中，會加入大量的鹽去抑制菌持續發酵，所以有血壓問題的人還是要斟酌攝取。小魚乾是大家都知道鈣質含量豐富的食物之一，每一百公克就含二二一三毫克的鈣質，但從小魚乾中攝取鈣的同時，也要注意小魚乾的膽固醇並不低。所以還是建議鈣質的補充，應由各種富含鈣質的食物攝取。

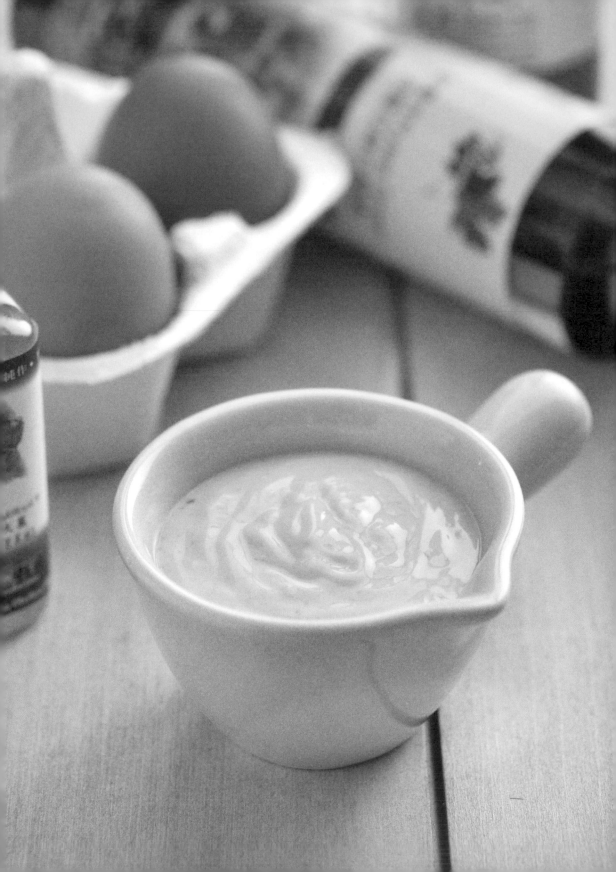

手作好油美乃滋

美乃滋是很多料理中常見的食材，它的口感順滑，小朋友也很喜歡，市售的美式早餐店幾乎都看得到它的蹤影。如果不算添加物的話，一般美乃滋的材料有大豆油、糖、蛋、水、醋及鹽，我們在家裡自製也不出這幾種材料，但市售美乃滋問題最大的除了添加物，在成本考量下往往使用便宜單一種類的油，我的版本則同時涵蓋Omega-3（亞麻仁籽油或紫蘇油）、Omega-6（葡萄籽油或葵花油）及Omega-9（橄欖油或苦茶油）的好油配方，一定吃得到健康及美味！這道美乃滋的做法不難，但在攪打上要注意讓油慢慢地加入，一點、一點地讓它充分乳化，才不易失敗，花費的時間多了點，卻非常值得。製作好的美乃滋必須放在冰箱保存，最好兩週內食用完畢。

材料
蛋黃 2 顆、鹽 1 小匙、糖（椰糖或赤藻糖）1.5 湯匙、亞麻仁籽油或紫蘇油100cc、葡萄籽油 100cc、橄欖油 100cc、蘋果醋 2 湯匙（30cc）、檸檬汁 1 湯匙（15cc）

做法
❶ 調理盆中放入蛋黃、鹽及椰花蜜糖，用手動或電動打蛋機或食物調理機打勻，至蛋液稍微起泡，就分批慢慢加入橄欖油打勻。
❷ 接著分批慢慢加入葡萄籽油打勻，再分批慢慢加入亞麻仁籽油打勻。
❸ 加入醋及檸檬汁繼續攪打，會開始變白，要再繼續打約八到十分鐘至完全乳化且濃稠即可（使用ProPM3多功能食物調理機萃取杯來攪打速度比較快，約二分鐘即可）。
❹ 變化口味可以加入有機椰子油讓它凝固的稠度更佳（生酮美乃滋）。

營養
小叮嚀

有些較低廉的美乃滋會用植物性奶油製作，而植物性的奶油就是所謂的氫化油，反式脂肪含量較高，有研究更指出反式脂肪對身體危害的程度更勝過飽和脂肪，會增加冠狀動脈疾病、失智、乳癌、男性不孕等的風險。所以如果想滿足口腹之慾，又擔心家人健康亮紅燈，一定要試試好油做的美乃滋，好吃又天然無負擔。

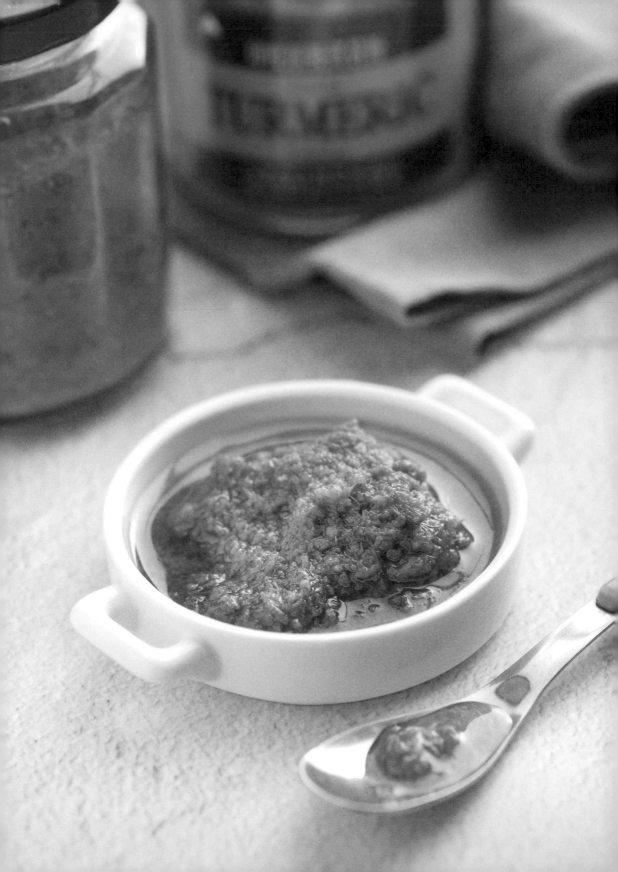

黑麻油雙薑泥拌醬

這道非常實用的拌醬，用了我認為的冬天養生三寶：黑麻油、老薑及薑黃，既可暖身又可暖心。薑及薑黃都是非常好的食物，有中醫師便說過，在中醫的處方中，薑占很大的比例，以秋冬季節來說，六成以上會用到含薑的處方，像老薑溫中暖胃的效果比較好，而如果是初期感冒，便適合用生薑，因為可以發汗解表。
這道充滿麻油香的拌醬在製作上要注意全程必須不斷拌炒，也不要蓋鍋，以免煮至焦掉，而且因為採油封的原理，油的用量必須蓋過薑泥。做好後無論是煮麻油雞、拌麵線、拌飯、燙青菜拌醬，甚至是在煮湯的時候加一匙提味，都相當美味！

材料

老薑……600 公克

苦茶油……400cc

薑黃粉……1 湯匙（或新鮮薑黃 100 公克）

胡椒粉……1 小匙

鹽……2 小匙

糖（椰糖或赤藻糖）……2 湯匙

黑麻油……200cc

做法

❶ 老薑（新鮮薑黃）清洗乾淨之後帶皮切塊，放入多功能食物調理機中打成薑泥可以使用棉布袋將薑汁擠乾縮短熬煮的時間。

❷ 起鍋下苦茶油，油開始熱之後放入薑泥，煸至薑泥的水份去除，再加入薑黃粉及胡椒粉繼續拌炒。

❸ 接著加入鹽及糖調味，繼續拌炒，將薑泥的水分去除得更多。

❹ 轉小火後加入黑麻油拌炒，讓麻油與薑泥充分融合，即可熄火放涼裝罐。

營養小叮嚀

黑麻油顧名思義由黑芝麻所壓榨而成，芝麻本身富含多元不飽和脂肪酸及單元不飽和脂肪酸，屬性較溫熱，所以如果在感冒症狀期，如發燒、咳嗽、喉嚨疼痛時，應盡量避免。另外黑麻油有幫助排血及促進子宮收縮等效用，適合在產後一週後食用，可以幫助排出惡露。手腳易冰冷的族群，平時食用身體比較暖和。

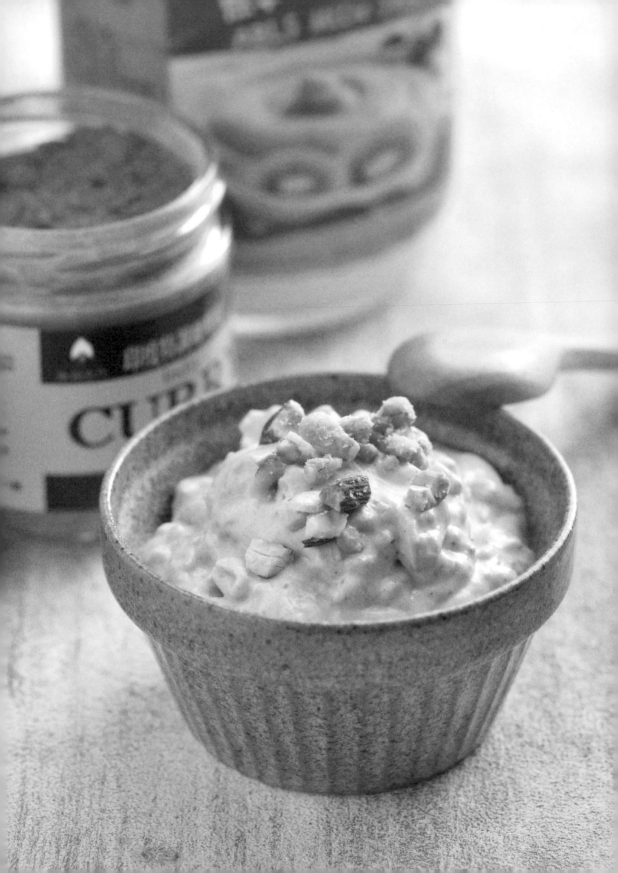

優格蜂蜜芥末醬

優格蜂蜜芥末醬也是大人、小孩都愛的一道醬料，可以當成沙拉醬，美式的炸物如炸雞柳、豬排也都少不了它。不過市售的醬料添加物多或是鈉含量高，自己在家做其實很簡單。裡面用到的希臘優格，其實就是原味酸奶酪，多半只能在烘焙材料店或進口超市找到，價格也不菲，我的做法是將自製優酪乳或無糖優酪乳倒入優格過濾器、濾豆漿的那種棉布袋或是咖啡濾紙中，底下以容器盛住，靜置於冷藏櫃八到十二小時即完成，非常簡單！做好放冰箱保存兩週內吃完就可以。自製希臘優格過濾出來的乳清還可以添加在果汁中當成乳酸果汁飲料，小朋友也會很喜歡！

材料
原味酸奶酪（希臘優格）……約 200 公克
亞麻仁籽油或紫蘇油……20cc
黃芥末醬……1 湯匙
蜂蜜……2 湯匙
洋蔥細末……1 湯匙
印度咖哩粉……2 小匙
堅果碎……2 湯匙

做法
❶ 將希臘優格或是原味酸奶酪加入亞麻仁籽油或是紫蘇油拌勻，讓它充分乳化。
❷ 再將黃芥末醬、印度咖哩粉、蜂蜜、洋蔥末及堅果碎加入拌勻即完成。

營養
小叮嚀

台灣人普遍鈣質攝取不足，大多數人又因為乳糖不耐的問題，一喝鮮奶就拉肚子，所以由鮮奶補充鈣質就變得難上加難。如果吃優格，便可以改善這樣的問題。優格是牛奶經乳酸菌發酵後的產物，內含的乳糖被菌代謝完成，不會有腹瀉的問題。只是有些人怕酸，不敢直接吃優格，便可以加點蜂蜜或果醬調味，或是把它變成蜂蜜芥末沾醬，不僅美味還能補充鈣質，真是一舉兩得。

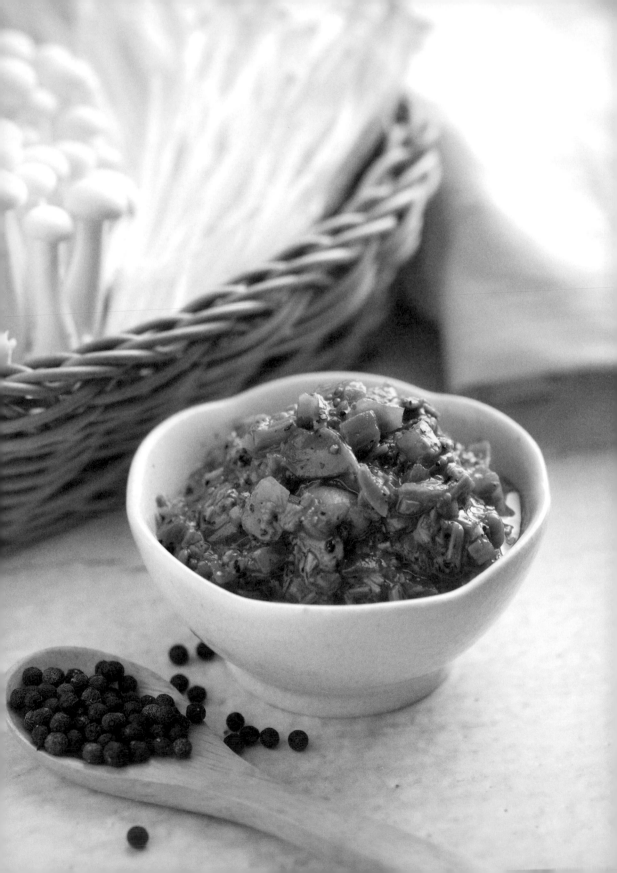

雙菇黑胡椒醬

牛排及各式肉排的百搭醬——黑胡椒醬，微辣的口感是許多人的最愛。不過市售黑胡椒醬添加物多，鈉含量也高得驚人，通常如果在家裡製作這一類的醬料，多半也會用太白粉來勾芡，熱量相對高出很多。這道雙菇黑胡椒醬，除了洋菇之外，特別加入烹煮過後產生黏滑感的金針菇，用來取代勾芡，更加高纖、健康，也可以吃兩種菇類的營養素。此外，它的香氣秘訣是用小火慢炒所有辛香料，炒出香氣後再繼續下一個步驟。

材料

黑胡椒粗粒……2 湯匙　　　鹽……2 小匙
洋蔥丁……200 公克　　　醬油……1 湯匙
橄欖油……1 湯匙　　　　紅蔥頭末……1 小匙
無鹽奶油……20 公克　　　紅酒……240cc
蒜末……1 小匙　　　　　金針菇……1 把
糖……2 小匙　　　　　　洋菇……8 朵

做法

❶ 因為要製成醬料，食材盡量切細，金針菇必須切碎丁，洋菇切片。
❷ 起鍋加入橄欖油，油熱後加入洋蔥丁炒到略軟，再放入奶油融化拌炒。
❸ 加入蒜末、紅蔥頭末炒香，接著加入黑胡椒粗粒及金針菇炒香。
❹ 加入紅酒、醬油、糖、鹽，拌勻煮開後視味道加減鹽調味。
❺ 蓋上鍋蓋燉煮，將金針菇煮軟出黏滑感之後，最後加入洋菇拌勻，再煮三分鐘即完成。

營養小叮嚀

菇類是富含多醣體的食物來源，而現在越來越多關於多醣體的研究都發現，多醣體針對人體免疫的調節有助益，尤其是現代許多免疫系統太敏感造成的過敏，或是分不清自身細胞與外來異物的自體免疫性疾病，都可以透過攝取這些食物去調整。但菇類屬於高普林的食物，有尿酸高的族群盡量避免。

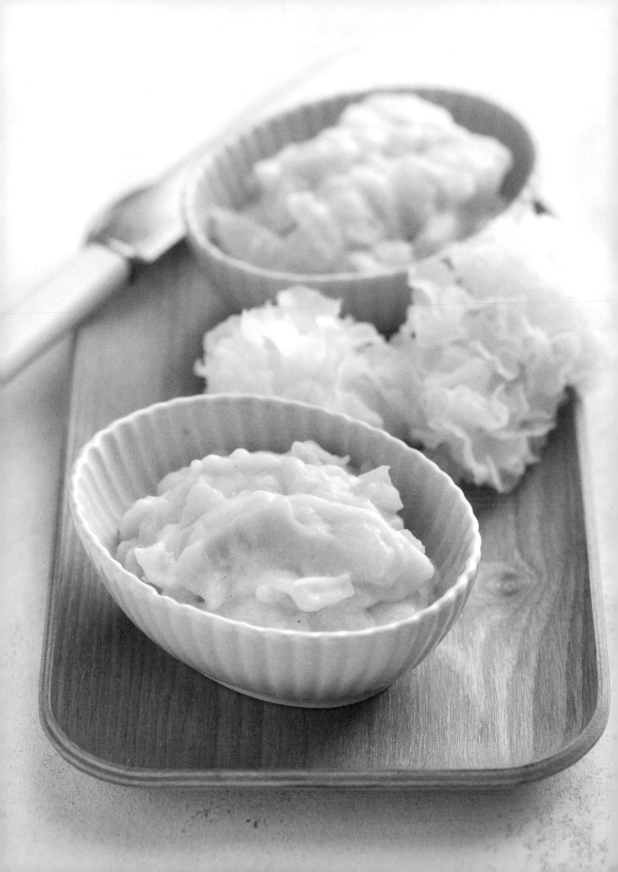

銀耳牛奶白醬

西式料理中的白醬是許多小朋友的最愛,但傳統的做法中會以大量的油炒白麵粉,若非如此,也會使用大量的鮮奶油,對於養生族來說,真的是健康上的一大負擔,在餐廳點個白醬義大利麵熱量便破表!

在料理中我很喜歡使用新鮮白木耳去增加稠度。一般人看到新鮮白木耳,不外乎做成銀耳甜湯,但其實白木耳除了有豐富的營養素,像是多醣體、膳食纖維、胺基酸、礦物質、微量元素等等,很多人並不知道它的膠質豐富,而且在煮過之後更加濃郁。做成白醬除了代替高熱量的原料,同時吃得到健康,對年長者和小朋友們來說都很好!

材料

奶油……20 公克
洋蔥……1 顆
蒜仁……2 顆
白胡椒粉……少許
新鮮白木耳(或泡開白木耳)……100 克
牛奶……100 cc

做法

❶ 洋蔥與蒜仁切末,白木耳燙熟備用。
❷ 將白木耳和牛奶用多功能食物調理機打成銀耳牛奶糊。
❸ 起鍋加少許奶油,加入洋蔥末炒軟,再加入蒜末炒香,並放入白胡椒粉略炒。
❹ 慢慢在鍋中加入銀耳牛奶糊,小火邊煮邊攪拌,煮滾至濃稠即完成,不需加鹽調味,使用時再加即可。

營養小叮嚀

麵粉時常被應用在料理之中,用在肉品上可以裹在外層,使肉質軟嫩並保留肉汁;用在湯品上,可以增加濃稠感,讓適口性更好。但麵粉除了是精緻的澱粉類之外又非常會吸油,容易讓人不經意吃下過多的熱量。這道跳脫傳統製作白醬的方式,運用銀耳水溶性膳食纖維的特性,製造濃稠感,除了口感相似度百分百之外,熱量減半又可以攝取到豐富纖維,是一道非常有創意的料理。

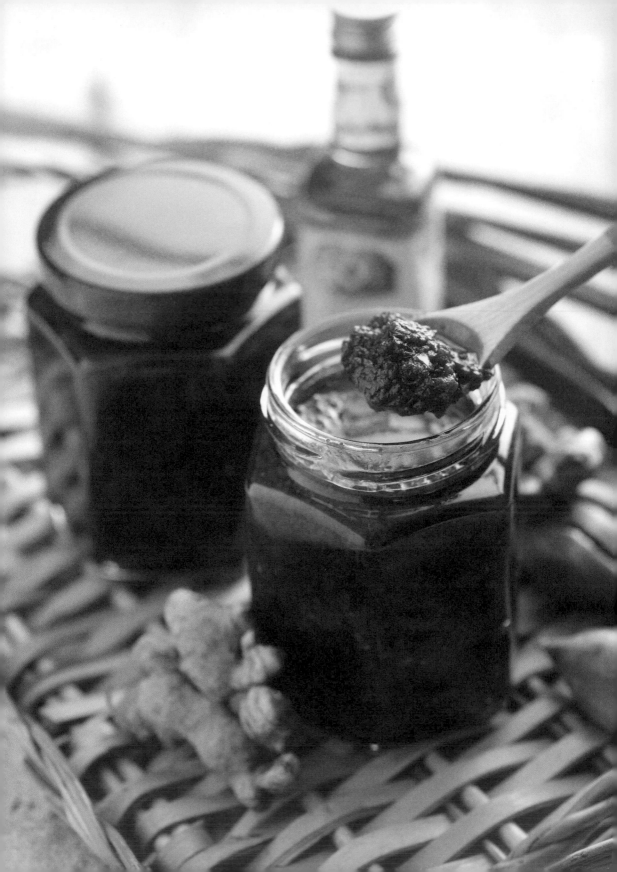

南洋 XO 辣椒醬（參巴醬 Sambal）

參巴（Sambal）醬是在星馬地區很常見的一種醬料，在家製作並不難。這道健康版的參巴醬，我稱它為南洋XO醬，可以用來做沾醬，也可以拿來做料理的調味，非常好用。自製醬料比市售健康的原因，用油就是最大的差別，外面賣的往往不清楚用了什麼樣的油、什麼樣的溫度，但這一道我特別用了三種好油去做搭配，其中椰子油還能增加醬料的香氣，突顯醬料的南洋風味；另外，糖也選用了升糖指數比一般糖低很多的椰糖，讓自製醬料更加健康、安心！

材料

新鮮薑黃……20 公克（或薑黃粉 1 小匙）　　鹽……2 小匙

新鮮紅蔥頭……100 公克　　椰糖……2 湯匙

乾蝦仁……30 公克　　苦茶油……200cc

蒜頭……5 顆　　椰子油……100cc

香茅（切小段）……2 支　　亞麻仁籽油……100cc

乾辣椒（或粗的辣椒粉）……120 公克

做法

❶ 將新鮮的薑黃、紅蔥頭、蒜頭、香茅、乾蝦仁洗淨後切塊，放入食物調理機，再加入乾辣椒（或粗的辣椒粉）、苦茶油及椰子油打成泥狀。

❷ 熱鍋後加入辣椒泥煮滾，加入鹽、椰糖調味，用小火拌炒收乾水分約十分鐘。

❸ 放涼後裝入玻璃瓶加入亞麻仁籽油拌勻油封保存即可。

營養
小叮嚀

大部分的食物及植物油中 Omega-6 不飽和脂肪酸的比例較高，而現代人外食居多，一般小吃店及餐廳絕大多數都使用 Omega-6 含量高的沙拉油或玉米油，導致身體必需脂肪酸的失衡。最理想的狀態是 Omega-6：Omega-3 維持 1：1 比例，但現今卻是 10：1，使得身體容易有一些發炎的狀況產生。如果可以的話，自己 DIY 醬料時，盡量使用各種不飽和脂肪酸的油，平衡一下吧！

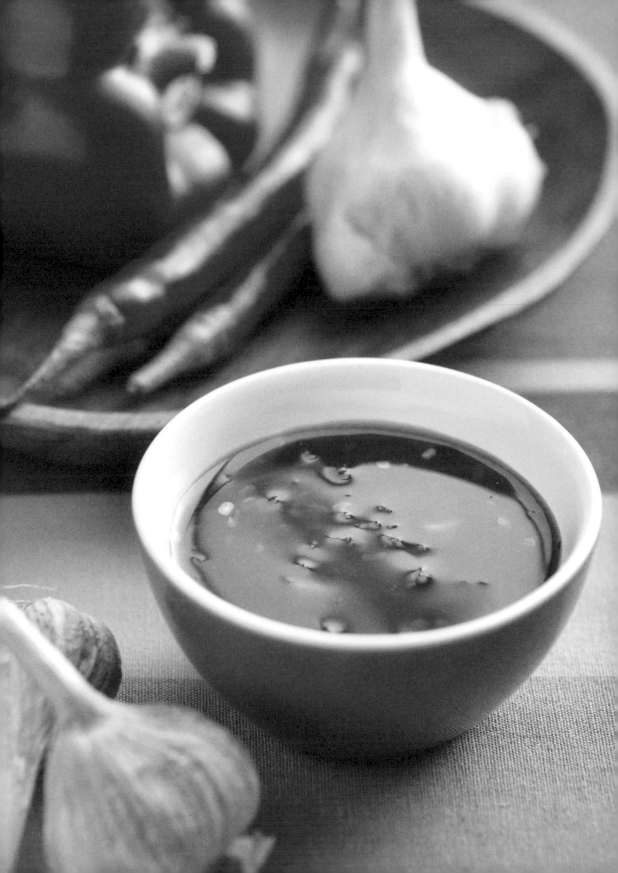

泰式萬用酸辣椒醬

這道是泰式料理中非常經典的沾醬，酸、甜、辣的特殊口感，無論是用來沾海鮮還是肉類都相當美味！這類沾醬的基本原料便是醋、糖及辣椒，不同於市售做法，自己動手做最大的好處就是能使用優質的原料，醋以糙米醋取代、精製砂糖以赤藻糖取代，再加入蒜去增加風味，讓這道原本看起來清爽卻有健康陷阱的醬料，達到更健康的效果！

材料
新鮮紅辣椒……150 公克
蒜末……100 公克
糙米醋……250cc
赤藻糖……50 克
海鹽……2 小匙

做法
❶ 將新鮮紅辣椒切碎，與蒜末、糙米醋、赤藻糖及海鹽放入鍋中煮滾3分鐘後關火。
❷ 即可裝入乾淨玻璃容器，放冰箱冷藏。

營養
小叮嚀

許多減重的朋友，最痛苦的大概是每天吃那一盤盤食之無味的燙青菜吧！這道泰式萬用酸甜辣醬一定要學起來。新鮮辣椒中的辣椒素可以提升代謝，其他辛香料味道夠，可以讓青菜變得更美味，另外使用的赤藻醣醇，是由玉米澱粉萃取的天然代糖，不僅幾乎沒有熱量，也不會讓血糖上升，可以放心享用。

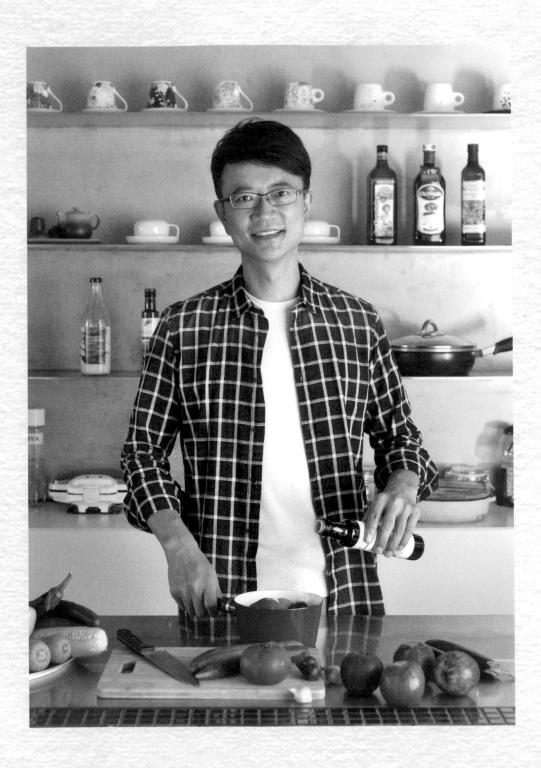

甜點

善用食物天然甜味

很多人為了減重不吃甜點，以為甜點都是高熱量、精製糖的有害食物。事實上，如果在家自己製作，可以透過各類食物不同的特性交相搭配，做出美味的低糖甜點。

因為家中有三個小孩，就算做父母的健康意識高，小孩也有口腹之慾，所以我會利用更加健康、高纖的食材去取代傳統的食材，比方用五穀雜糧或粉取代精製米或精製麵粉；另外，許多有天然甜味的食物像是水果，還有低GI的椰糖等，都可以取代傳統精製糖。很多人常說吃甜點是另外一個胃，表示它在正餐之外攝取，也就是多出來的點心，如果能趁吃點心時再多攝取一些營養，那就更好了！只要在製作上多花點心思，加入對身體有益的食材，不但能吃到不同於傳統的創意點心，也少去嗜甜的罪惡感！

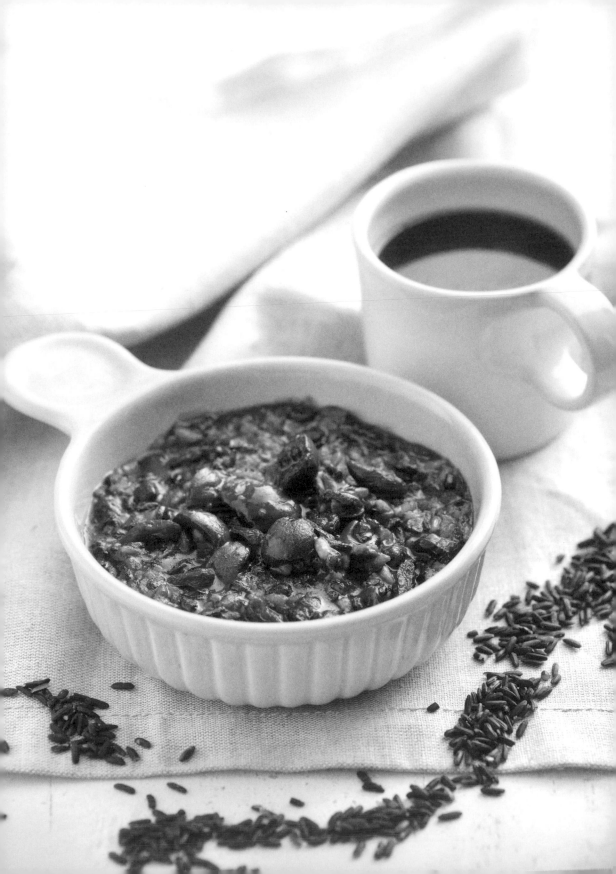

健康紫米茶 & 紫米八寶粥

現在女性很流行喝紅豆水，但很少人知道其實紫米茶的效果也很好，它含有豐富的花青素，鉀離子是白米的三倍，而糯米在中醫的觀點來看又有補中益氣、健脾暖胃的功效。

很多媽媽想到熬一鍋八寶粥就覺得累，無非是用單純燉煮的方式必須花上很多時間。我使用了一鍋兩吃的方式，先將湯汁倒出來，就成了營養好喝的紫米茶，通常我會在睡前製作，起床就有紫米茶可喝。剩下的再做成省時版本的紫米八寶粥。紫米茶的口感比單純的紅豆水多了更多層次，黏稠的口感也很適合需要營養但牙口比較不好的老人家。

材料

黑糖（或椰糖）……2 湯匙
紅豆……200 公克（1 碗）
紫米……200 公克（1 碗）
桂圓肉……100 公克
水……2000cc
五穀飯……200 公克

做法

❶ 將紅豆與紫米各一碗份量洗淨之後，加上桂圓肉一起放入鍋中，加十碗水，煮滾之後倒入燜燒鍋中，燜約六到八小時之後倒出湯汁，或是直接用壓力鍋煮成紅豆紫米茶。

❷ 鍋中必須留一些湯汁，倒入吃剩的五穀飯燉煮，煮至米飯軟爛即成八寶粥，可依個人喜好再加入黑糖（或椰糖）調味。

營養
小叮嚀

女生因為腳部肌力較弱及女性賀爾蒙的關係，天生比男性更容易有水腫的現象，而愛美是女人的天性，誰希望自己看起來比別人臃腫呢？不論是紅豆水、黑豆水或紫米水，能幫助利水消水腫的關鍵點就在於「鉀離子」，鉀離子可以協助體內代謝鈉離子，提升利尿的效果。而鈉跟鹽分息息相關，所以應該不難發現，若吃得太鹹，隔天就容易有水腫的情形發生。但如果是腎功能不佳者，可不能隨意攝取高鉀的飲品，最好詢問醫生會更安全喔！

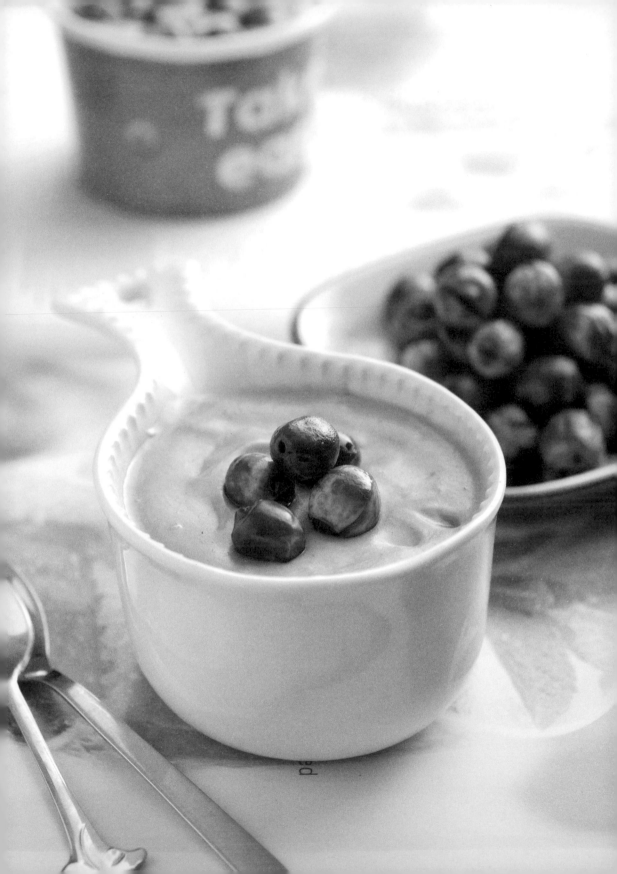

蜜蓮子芋泥慕斯

相信很多人都吃過一道年菜甜品，來自潮州菜的芋泥，上面綴著八寶豆，一般這道菜除了甜度高，也都用豬油去製作，對注重養生的現代人來說較有健康負擔，所以我在配方中以冷壓椰子油來代替豬油。

就中醫觀點來說，蓮子配上芋頭好處很多，比方可以降心火，同時能降血壓，適合男女老少，尤其對面臨考試壓力煩躁不已的考生來說，蓮子也是很好的鎮定食物。

這道做法相當簡單的蜜蓮子芋泥慕斯，天氣冷的時候可以熱熱的吃，天氣熱的時候放進冷藏就變成芋頭慕斯，放進冷凍就變成冰淇淋，既實用又多變化，尤其小朋友不見得喜歡單獨吃芋頭和蓮子，用這樣的方式做成甜品，相信很少有小朋友能抗拒得了！

材料
芋頭 1 顆、新鮮蓮子 (或泡開蓮子)200 公克、糖 (赤藻糖或椰糖)3 湯匙、椰子油 100cc、全脂鮮乳 500cc

做法
❶ 芋頭去皮後切一公分厚片，新鮮蓮子用牙籤去芯。

❷ 湯鍋加入蓮子，再倒入淹過蓮子的水量，加入兩湯匙椰糖燉煮，上方放上蒸架，將芋頭同時蒸熟。水滾後轉成小火，燉煮十分鐘，可用筷子插入芋頭試熟軟度，能穿過即可。

❸ 將蒸軟的芋頭以及一半的蜜蓮子放入多功能食物調理機中，再加一湯匙椰糖、鮮乳及椰子油，打成泥即可。

❹ 倒入容器中，放入冰箱冷藏就能產生慕斯的口感，可在食用前於頂端裝飾剩餘的蜜蓮子。

營養
小叮嚀

有睡眠困擾的人特別多，因為競爭力強、工作壓力大、營養過剩卻不均衡等問題，讓人神經緊繃難入睡。在飲食上，蓮子或許可以幫上一點忙，蓮子含維他命 B 群成分，尤其是維生素 B1 含量是白米飯的三倍，B1 在身體的主要功能為幫助醣類代謝、維持神經系統正常運作，消除疲勞、抵抗壓力。另外蓮子中含鎂離子，鎂離子可以使人鎮靜，幫助神經與肌肉的放鬆，也有助眠的效果，如果壓力大到喘不過氣時，就吃點蓮子吧！

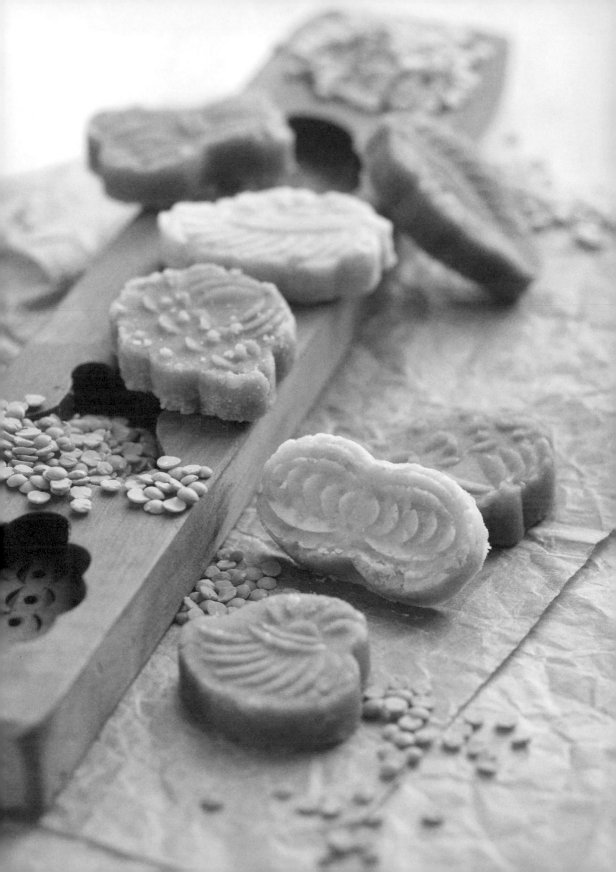

古早味芝麻綠豆糕 (紅扁豆糕)

綠豆糕是老少咸宜的中式糕點,但傳統在製作上多半使用大量的豬油和糖,健康負擔較重。其實綠豆糕的製作很簡單,甚至可以做點變化,像這樣一次蒸出綠豆仁,就可以分別做成日式口味及南洋風味,無論是給小朋友當下午茶點心,或是宴客送禮都很適合。

綠豆仁即去殼的綠豆,去了那一層殼,少掉一些膳食纖維,但營養師表示,綠豆即使去殼,仍舊保留很多的營養價值,如蛋白質、維生素B群、礦物質及β胡蘿蔔素等等,也很適合消化不好的族群食用。

市售糕點較為人詬病的就是油品的使用及油的份量,在家製作可以用好油,另外也減少油份,讓綠豆糕吃起來保留它更多的原味!

材料
綠豆仁(或紅扁豆)400 公克、細砂糖 100 公克或赤藻糖 120 克、苦茶油 3 湯匙、白芝麻 1 湯匙、抹茶粉 1 小匙、椰子油 3 湯匙、椰子粉或杏仁粉 1 湯匙、椰糖 1 湯匙

做法
❶ 綠豆仁洗過一遍之後倒掉水,泡水半小時,再將水瀝乾,放入電鍋中以外鍋一點五杯水蒸熟。

❷ 綠豆仁蒸熟之後趁熱放入細砂糖或赤藻糖攪拌,邊拌邊壓,將綠豆仁壓成綠豆泥。

❸ 取出一半綠豆沙放入苦茶油、白芝麻及抹茶粉,攪拌均勻,可試吃一下若感覺不夠甜,再加糖至自己喜愛的甜度,即成日式綠豆糕。

❹ 另一半則加入液態椰子油、椰子粉或杏仁粉及椰糖,攪拌均勻,即成南洋風綠豆糕。

❺ 壓模塗上一層薄薄的油,填滿綠豆沙餡,表面壓平之後,再將模型倒扣過來輕敲桌面,讓塑形好的綠豆沙掉出來即完成。

營養小叮嚀

中國傳統的糕點,好吃的秘訣在於使用豬油及精製糖。現代人強調吃好油甚至許多人摒棄豬油,將它打入萬惡深淵。但只要不是三餐用豬油炒菜,製作糕點也使用豬油,基本上並不壞,不飽和的脂肪酸含量占了 40% 又穩定、不易變質。只是膽固醇偏高,製作出的料理特別香,令人欲罷不能,因而攝取過量。針對有血脂問題又難忌口的族群,還是建議減糖減油或換成較無負擔的植物油。

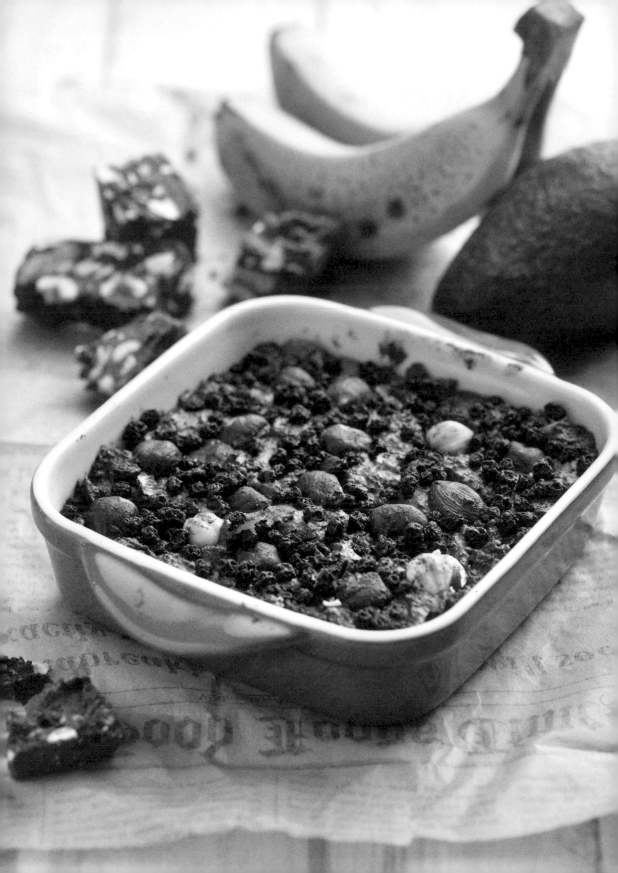

香蕉椰絲布朗尼

這一道完全不必經過烤箱程序的布朗尼，非常簡單快速，而且可以完全不必用到糖，不同於市售高油、高糖，吃了一時令人感到愉快，卻大大增加身體負擔的布朗尼做法。

巧克力含糖量一向驚人，就算標明60%、70%的巧克力，都還是添加許多糖分，所以在製作的原料上，建議選擇90%的黑巧克力。另外，它的甜味來源在於香蕉，剛好香蕉與巧克力是百搭不敗的材料，如果喜歡甜一點的朋友，可以多加一根香蕉，只要香蕉的甜味夠，配方中的糖則可省略，若是要實踐生酮飲食就可以用酪梨代替香蕉，赤藻糖代替椰糖、椰絲也可以加入杏仁粉或亞麻仁籽粉。

材料

90% 黑巧克力……100 公克

椰絲……80 公克

液態椰子油……2 湯匙

熟透香蕉……1 根（或酪梨 1 個）

綜合堅果乾……2 湯匙

椰糖……1 湯匙

做法

❶ 黑巧克力及椰子油隔水加熱至融化，離火後加入椰絲拌勻。

❷ 香蕉去皮後用叉子背壓成泥，與綜合堅果乾一起加入巧克力泥，接著加入椰糖，拌勻即可。

❸ 將做好的布朗尼放入烤模或適合的容器，表面壓平，送入冰箱冷藏冰涼即完成。食用前可切塊。

營養
小叮嚀

這道簡單製作的布朗尼，非常推薦給在減重、實行減糖飲食或有血糖問題的人食用，它可以滿足減重者不能吃甜點的慾望，幾乎不含糖分，有飽足感，血糖不易上升。很多人討厭諮詢營養師，因為營養師剝奪了可以吃好吃東西的樂趣。但有捨才有得，想讓血糖穩定、身體健康、體重下降擁有曼妙的身材，忌口是必要的手段，但教會他們有技巧並適量攝取好吃的東西，滿足口腹之慾、維持心情愉悅也很重要。所以不是不能吃，而是學會適量攝取。

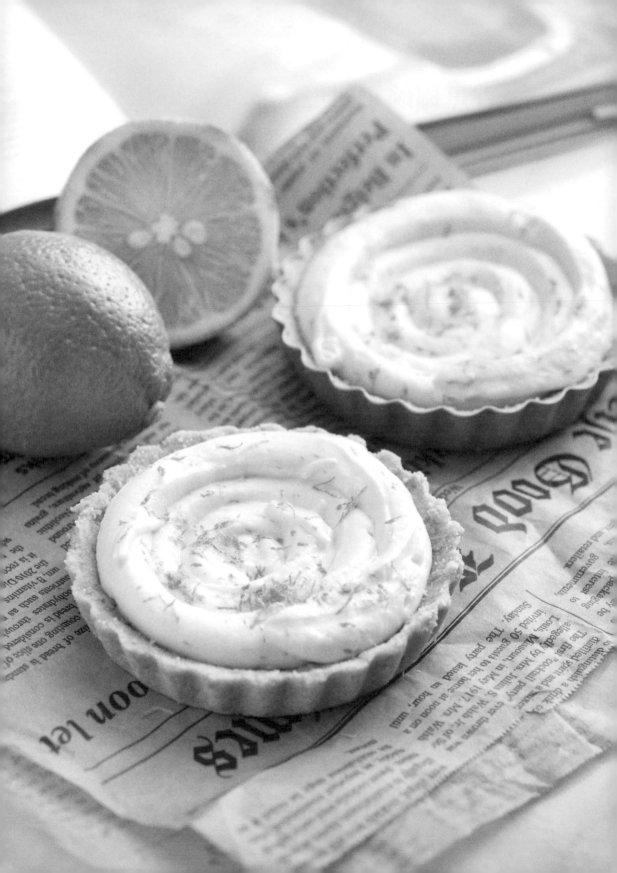

低卡優格檸檬塔

酸酸甜甜的檸檬塔是許多女性喜愛的法式甜點，但熱量並不低，尤其含糖量更是驚人。要做出低卡、清爽的檸檬塔，可以利用希臘優格代替傳統的鮮奶油，不但熱量能夠減低，還能增加身體的好菌。

糖的使用上，建議將一般精製糖以GI值較低的椰糖取代，或是健康代糖的赤藻糖或寡糖。赤藻糖是低卡的甜味劑，它由天然的水果和蔬菜中提煉，甜度約一般蔗糖的60%-80%，是近來不少生酮飲食族群在製作甜點上取代精製糖的甜味來源。

材料
杏仁粉（或椰子粉）……1 碗
消化餅乾或全穀類早餐脆片……1/3 碗
液態椰子油……50cc
檸檬汁……1 湯匙
檸檬皮細末……少許
無糖優酪乳……1000cc
赤藻糖……60 公克

做法
❶ 自製希臘優格：無糖優酪乳1000cc加60公克赤藻糖拌勻，濾出水分（乳清蛋白），即成微甜希臘優格。

❷ 準備一圓型派盤，將消化餅乾或早餐全穀類脆片打至細碎，與椰子油混合，鋪於派盤上並壓平、壓實，成為派底，並放入冰箱冷藏讓它變硬。

❸ 將濾好的希臘優格一到兩碗（必須濾得乾一些）加入適量赤藻糖及切成細末的檸檬皮混合均勻成為餡料，填入派皮中，放上水果裝飾即完成。

營養
小叮嚀

起司檸檬塔是許多人的最愛，但一小片就高達 300 大卡左右，相當於吃下一碗白飯。不僅沒有飽足感，甜食又容易讓人上癮，想一吃再吃。這道健康版的檸檬塔，使用無糖的希臘優格，可以補充鈣質與乳酸菌，促進腸道的健康。另外還選用高膳食纖維的全穀燕麥片當派皮，添加富含中鏈脂肪酸的椰子油，增加口感與香氣，更重要的是有飽足感。不僅熱量減半還可以抑制食慾，避免攝取過量。

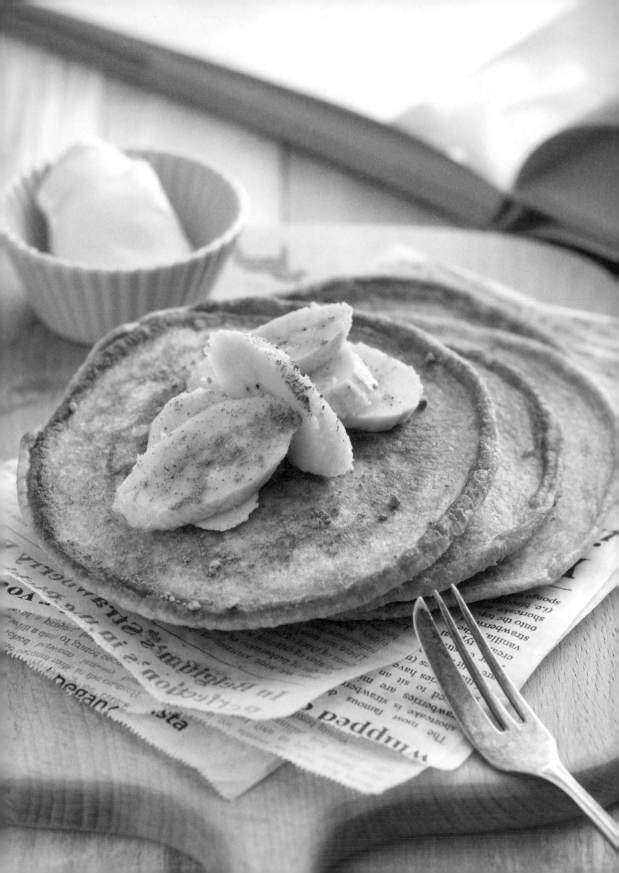

全麥高纖薄餅

這道甜點類似法式薄餅的做法，但是是健康版，使用了全麥麵粉，膳食纖維更多，以及健康取向的椰子油。麵糊可依個人喜好加入可可粉或抹茶粉製作成不同的口味，完成的薄餅也可依個人喜好淋上蜂蜜、果醬或有機楓糖漿，而捲入不同的材料就變成不同口味的可麗餅，像是水果、薯泥、鮪魚等等。再多加一點巧思，加入蔥花、玉米粒、海鹽，就可以做成玉米蔥香薄餅，變身道地台式口味！

材料

全麥麵粉……150 公克
鮮奶……150cc
椰子油……少許
雞蛋……2 個
糖（赤藻糖或椰糖）……1 湯匙
鹽……1 小匙
奶油……20 公克

做法

❶ 使用多功能食物調理機中的黃金萃取杯，設定功能鍵在「調速」。
❷ 將鮮奶、糖、鹽、雞蛋及融化的奶油放入杯槽中，啟動開關，將速度由1轉到6打勻後，慢慢加入麵粉拌成麵糊。
❸ 取平底鍋預熱並抹上椰子油。
❹ 倒入麵糊，雙面煎成金黃色即可完成薄餅。
※如果沒有調理機可手動打勻。

營養
小叮嚀

根據台灣癌症基金會統計，國人膳食纖維攝取量不足建議量的一半，而每日膳食纖維攝取的建議量為 25 公克。纖維攝取不足易造成便秘，糞便在腸道停留時間增加，可能造成毒素的沉積。另外膳食纖維在腸道可以被好菌分解成短鍊脂肪酸，抑制壞菌生長、促進腸蠕動。每一百公克的全麥麵粉含八公克的膳食纖維，可以多使用全麥麵粉製作餅皮或麵條，增加纖維的攝取喔！

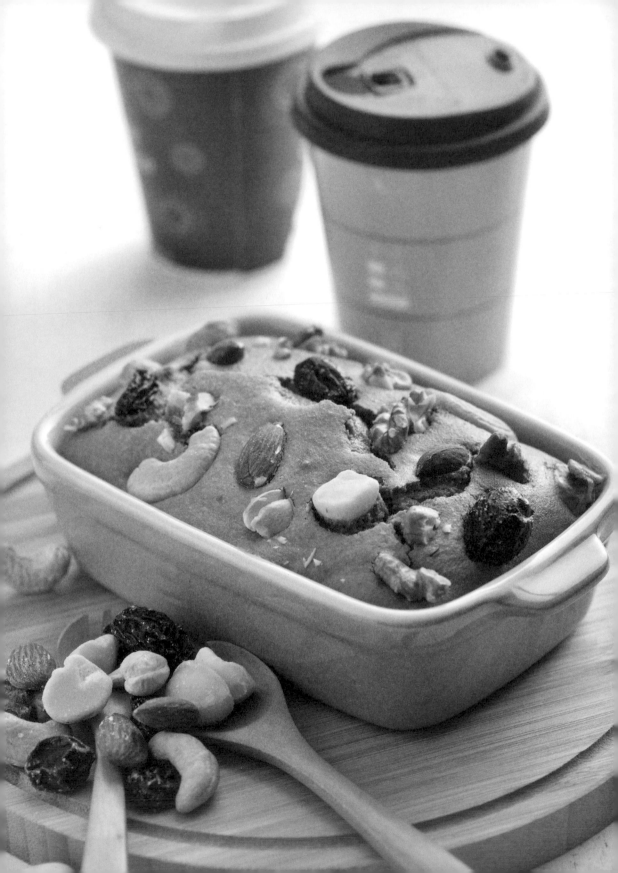

低糖堅果蛋糕

減重者或是血糖有異常者如果偶爾想吃個蛋糕，市售高油、高糖的高熱量蛋糕恐怕不是好選擇。另外，生酮飲食族群越來越多，也有許多人因為過敏必須選擇無麩質點心，這道類似海綿蛋糕的低糖堅果蛋糕絕對能滿足口腹之慾。如果選擇有打發、乳化功能的食物調理機，可以省下許多力，如果沒有也可以用電動打蛋器完成。將麵粉以烘焙用杏仁粉（馬卡龍粉）取代，糖則以赤藻糖醇取代，充滿可可和堅果香醇的風味，適合各種特殊需求的族群！還可以將可可粉用抹茶粉、即溶咖啡粉、椰子粉來變化口味。

材料
烘焙用杏仁粉……100 公克
雞蛋……2 個
可可粉……1 大匙
赤藻糖……2 大匙
椰子油……1 大匙
堅果碎……少許

做法
❶ 將雞蛋用多功能食物調理機（黃金萃取杯）打發，或使用手動/電動打蛋器打發，也可在打蛋盆底下放一鍋煮滾過的熱水，更易於打發，當蛋液出現濃稠狀時離開熱水，繼續打發至劃「8字」不易消失即可。

❷ 加入過篩的杏仁粉及可可粉、赤藻糖、椰子油輕且很快地攪拌均勻，倒入烤盤中，於表面撒上堅果碎。

❸ 放入預熱過的烤箱180°C烤25分鐘或電鍋蒸25分鐘。

營養
小叮嚀

台灣在二〇一一年將堅果種子類列入每日飲食指南中，理由是堅果富含高量的單元不飽和脂肪酸，可以增加高密度膽固醇，降低低密度膽固醇，是護心的好食物。由於單元不飽和脂肪酸易氧化有油耗味，市售堅果為了避免風味變質，反而添加過多調味及用高溫烘焙讓堅果變得好吃又酥脆，讓原本為了健康而攝取的堅果成了身體的負擔。所以在選擇上，盡量選用低溫烘焙的原味堅果，並適量攝取（一天一小把），可以護心又健腦。

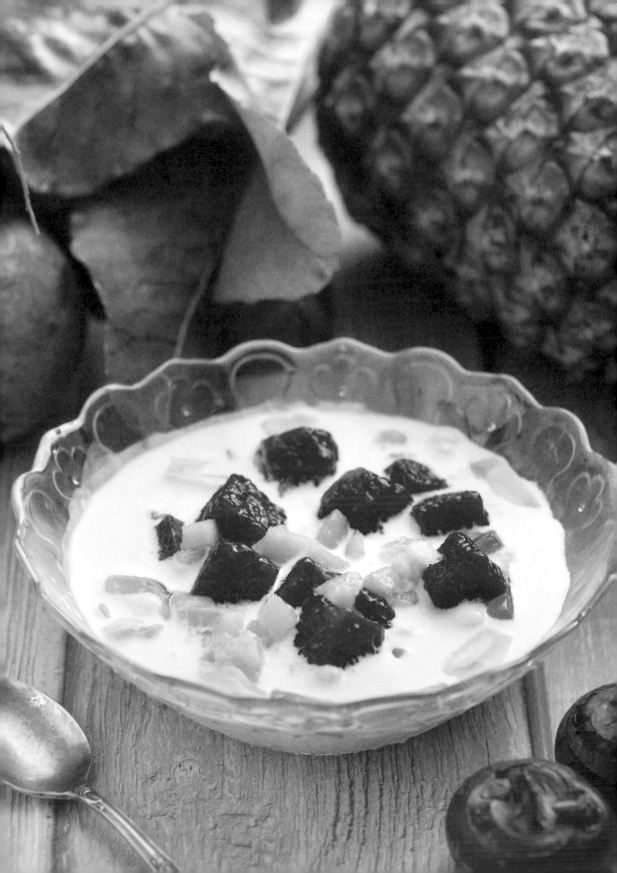

椰奶石榴冰

紅通通的椰奶石榴冰是許多人到泰式餐廳必點的經典甜點，不過其中的石榴多半添加色素，形成紅豔效果，有健康的疑慮。我使用了荸薺或涼薯（豆薯）以及甜菜根汁去形成相同的口感與顏色。泰國當地很常使用的樹薯，也可用樹薯粉或玉米粉取代。另外這道甜點的香氣來源便是斑蘭葉（七葉蘭），它有特殊的芋頭香味，可以在東南亞商店買到，或是乾脆到花市買回家自己種，新鮮又安全，我自己在家便種了斑蘭葉，使用上相當方便！

材料

椰奶……500 公克
荸薺或涼薯（豆薯）……300 公克
鳳梨丁……1 碗
玉米粉或樹薯粉……適量
甜菜根汁（藍莓汁或桑椹汁）……1 碗
糖（赤藻糖或椰糖）……1 湯匙
鹽巴……1 小匙
斑蘭葉（切碎）……2 片
碎冰……1 大碗

做法

❶ 把荸薺切成1公分小塊狀，泡入甜菜根汁大約三十分鐘後，取出瀝乾備用。
❷ 將瀝乾後的荸薺裹上一層玉米粉或樹薯粉，用滾燙水小火燙至浮出水面後立刻放入冰塊水。（不可大火強滾）
❸ 用小火滾煮椰奶，並加入椰糖、斑蘭葉、鹽，煮滾至糖溶化，熄火放涼。
❹ 把瀝乾的荸薺放入煮好的椰奶裡，最後加入鳳梨丁及碎冰即完成。

營養
小叮嚀

有地下雪梨之稱的荸薺，屬於根莖類，外觀與口感都與栗子相似。富含維生素 A、維生素 C、鉀與磷。研究發現荸薺中含一種稱為荸薺素的成分，有天然的抗菌力，特別是對於金黃色葡萄球菌與大腸桿菌，抗菌力極佳。所以這道用荸薺仿石榴的冰品，很適合易讓食物滋生細菌的夏季，可以間接保衛腸道健康。

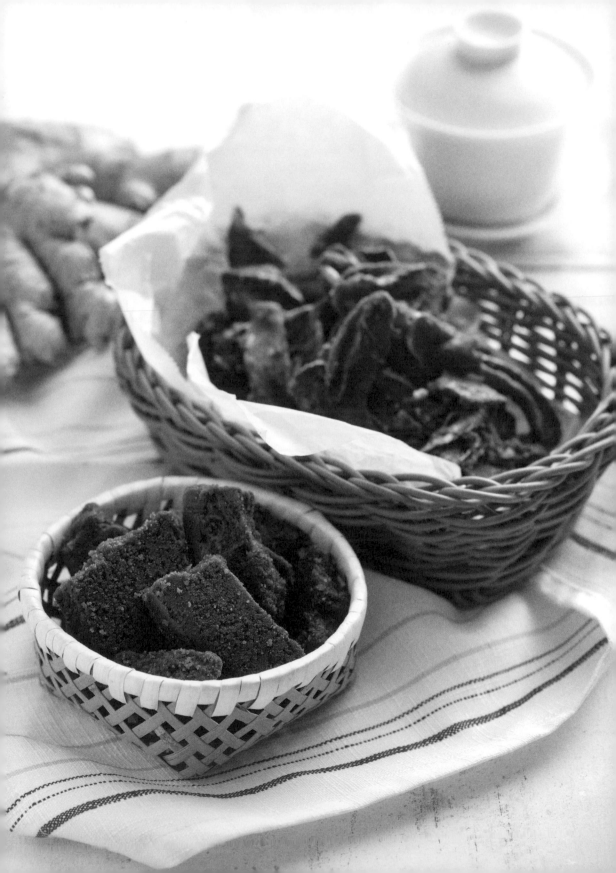

椰糖蜜薑（薑糖）

吃薑的好處很多，在冬天寒冷之際，尤其老薑的禦寒功效更勝生薑。老薑不只能入菜，也能做成這道蜜薑，無論是沖成茶飲或是做成甜湯底，都有類似黑糖薑母茶的口感。就各種糖類來說，黑糖和白糖一樣都是蔗糖，只不過含更多的礦物質，但同樣是糖的椰花蜜糖，它的升糖指數就低很多，與黑糖一樣保留更多的礦物質，像蜜薑需要用到大量的糖，椰糖就很適合。

煮薑的時候建議要保留老薑的外皮，因為它的功效比薑肉多，營養都在皮層，也因為這層外皮，能真正幫助消化、健胃津脾。

材料

老薑……600 公克
新鮮薑黃……一塊（100 克）
砂糖……300 公克
椰糖……300 公克
麥芽糖……1 湯匙

做法

❶ 老薑及薑黃洗淨後不去皮，切成薄片，再將所有材料放入鍋中，以中火把糖煮溶。

❷ 煮到糖水濃縮牽絲後即熄火，把薑片撈出放入大盤裡，分散排列等待冷卻乾燥即可密封保存。

❸ 剩下在鍋子裡的糖汁用鍋鏟快速不斷翻炒，炒到完全變成不結塊的薑糖粉末或是將糖液倒入盤子中自然冷卻後切成薑糖塊。

❹ 一大匙薑糖加入一杯熱紅茶即成蜜薑紅茶。

營養
小叮嚀

糖尿病與癌症越來越普遍，罹患的年齡層也逐年下降，有許多研究及報章雜誌更指出原因與「糖」脫不了關係，導致許多人對糖避之唯恐不及。這幾年健身風潮盛行，糖是運動後不可或缺的重要營養。當我們劇烈運動完後，肌肉中的肝醣會被消耗殆盡，若因為對糖的誤解、怕胖而不補充，反而會錯過補充肌肉肝糖的黃金兩小時，不僅可能造成隔天肌肉異常疲勞，有些人甚至會有低血糖的情況發生。所以切記只要在對的時間吃糖就可以，糖可說是非常重要的營養素。

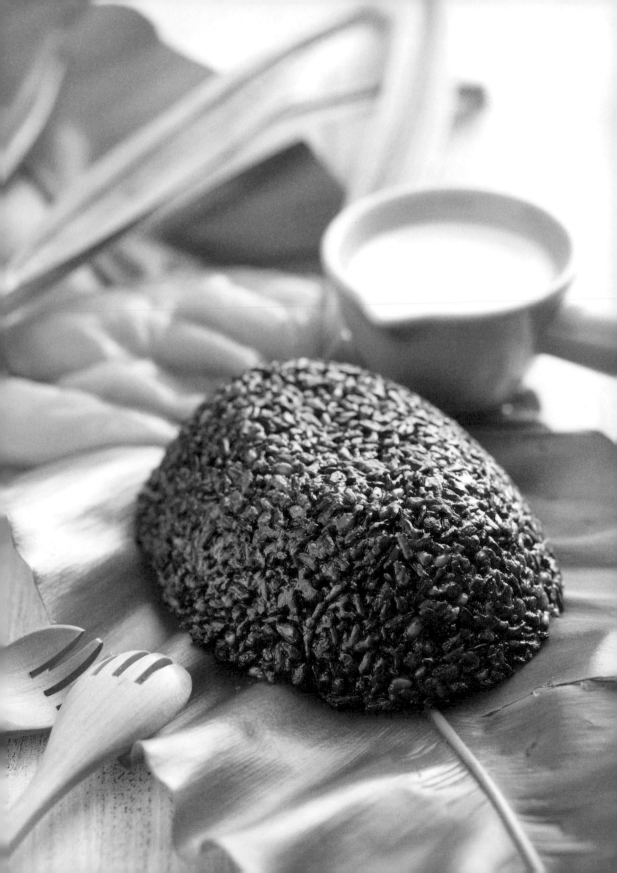

芒果椰漿黑米糕

相信去泰國旅遊吃過這道經典甜點的人一定很難忘它的滋味，香甜的芒果配上加了椰奶的糯米飯非常搭！不過傳統的做法用的是白糯米，我特別用了黑糯米與白糯米做搭配，兼顧口感及營養。黑糯米含豐富的花青素及鐵質，以中醫觀點來看，五色入五臟，黑色食物入胃，它有補中益氣、暖脾胃、補腦健腎的功效，健康更勝白糯米。不過雖然有健胃功效，糯米本身較不易消化，也不宜多吃，尤其是老人與孩童。

材料

黑糯米……2 米杯
糙米（或白糯米）……1 米杯
水……2.5 米杯
糖（赤藻糖、寡糖或椰糖）……2 湯匙
海鹽……1 小匙
椰奶……150cc
芒果……1 顆
斑蘭葉……2 片
芝麻……少許

做法

❶ 用中火慢煮椰奶跟斑蘭葉，並將椰糖跟海鹽加入鍋中持續攪拌。
❷ 持續攪拌至椰奶濃稠後放涼備用。
❸ 將兩種糯米內鍋加2.5杯水，外鍋一杯水用電鍋煮熟，再倒入冷卻後的椰奶。
❹ 攪拌後放置十五到二十分鐘讓糯米飯徹底吸收椰奶。
❺ 將糯米飯和芒果擺盤，撒上芝麻即可。

營養
小叮嚀

自從花青素聲名大噪後，市售的黑米也越來越多，名稱更是不盡相同，使許多民眾經常搞不清楚，買回家的到底是有糯性的黑米，還是一般的黑梗米。其實秘密藏在包裝的背後，選購時從品名就可以看出差異，如果內容物是屬於黑糯米，那品名就會標示為黑糯糙米或黑糯米，反之則為黑梗糙米或黑梗米。而黑糯米支鏈澱粉較多，不好消化又屬於高 GI 的食物，所以腸胃道不好及血糖不穩的人，建議購買黑梗米會更適合。

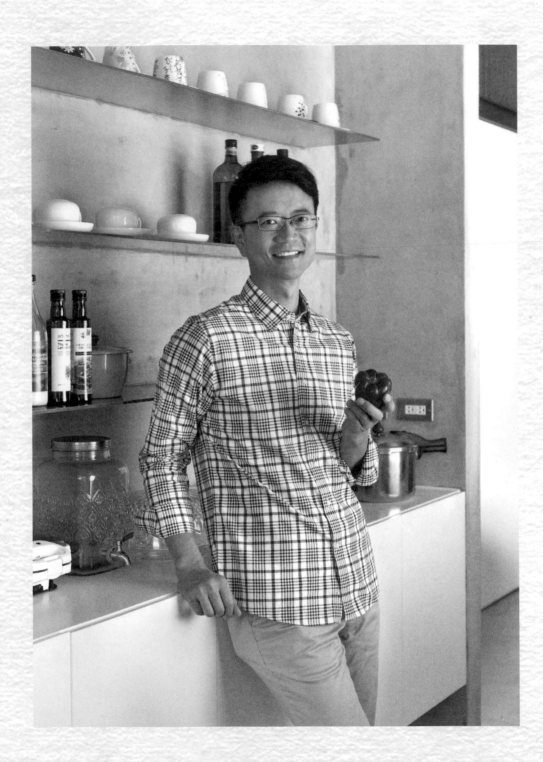

飲料

自製家庭健康飲料吧

我時常在節目上改造傳統美食，散播「健康做、安心吃」的理念，身為父母，會為了孩子喝市售飲料的習慣而苦惱。與其禁止他們喝飲料，還不如在家中製作好喝又健康的手搖杯，避免過度飲用含糖飲料。

不論是在節目上或生活中，一直推行健康飲食三好運動「食用者好、生產者好、環境也好」的精神。現代人生活忙碌，在沒有太多的時間花在三餐準備上，需要一個廚房料理的好幫手，使用ProMP3智慧多功能食物調理機，可以輕鬆快速地料理各種精力湯、蔬果汁、餐點、醬料及飲品。另外使用萃取杯還可以快速萃取咖啡與各種茶葉的精華，輕鬆打出綿密的奶泡及奶蓋，讓家人在家就能輕鬆擁有專屬的健康飲料！

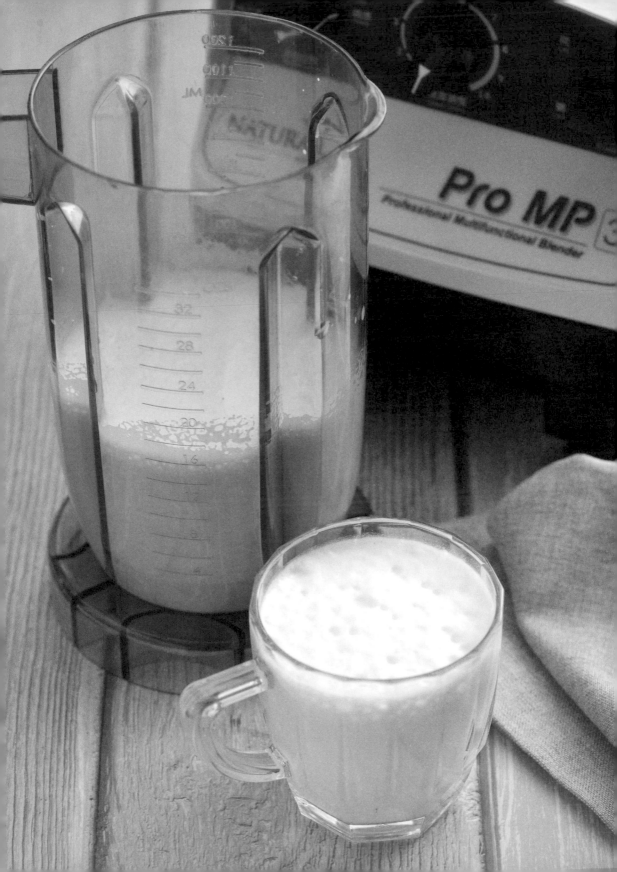

鮮奶泡 / 奶蓋

奶泡是許多人喝飲料的最愛，綿密的口感以奶泡機或是調理機就可以製作得出來。不過市售奶泡使用的「奶」，多半是奶精粉泡製而成，或是成本較低的植物性鮮奶油，含有妨害健康的反式脂肪。自己在家做奶泡，可以保證用的是鮮乳。在鮮乳的挑選上，提醒大家一點：鮮乳即新鮮牛乳，目前在品名標示上為了區隔其他乳製品，像是調味乳、保久乳，只要是符合鮮乳標準的產品，都是以「鮮乳」做為品名標示，可別買錯了！

器具
黃金萃取杯
（如果沒有調理機可以用一般的奶泡機）

材料
全脂冰鮮奶……200cc

做法
❶ 設定功能鍵在「奶泡」。
❷ 將冰鮮奶倒入黃金萃取杯槽內。
❸ 啟動開關待機器自動停止即為鮮奶泡可以直接飲用。
❹ 將冰鮮奶10cc或是椰奶100cc加入鮮奶油100cc，倒入杯槽內設定功能鍵在「奶泡」，啟動開關待機器自動停止即為奶蓋。

營養
小叮嚀

飲料店品項五花八門，而國民飲品的珍珠奶茶及近年竄紅的奶蓋系列，因為與奶的絕妙搭配，廣受大家喜愛。但大部分飲料店因考量成本的緣故，會使用奶精取代鮮奶、奶蓋粉取代鮮奶油。奶精主要成分是氫化植物油、玉米糖漿、色素等，奶蓋粉則是會添加安定劑與香料，這些成分不僅不天然，還可能增加心血管疾病風險與增加身體負擔，對健康都是亮紅燈的選擇。所以如果真要購買奶製飲品，建議多花一些錢買「真奶」吧！

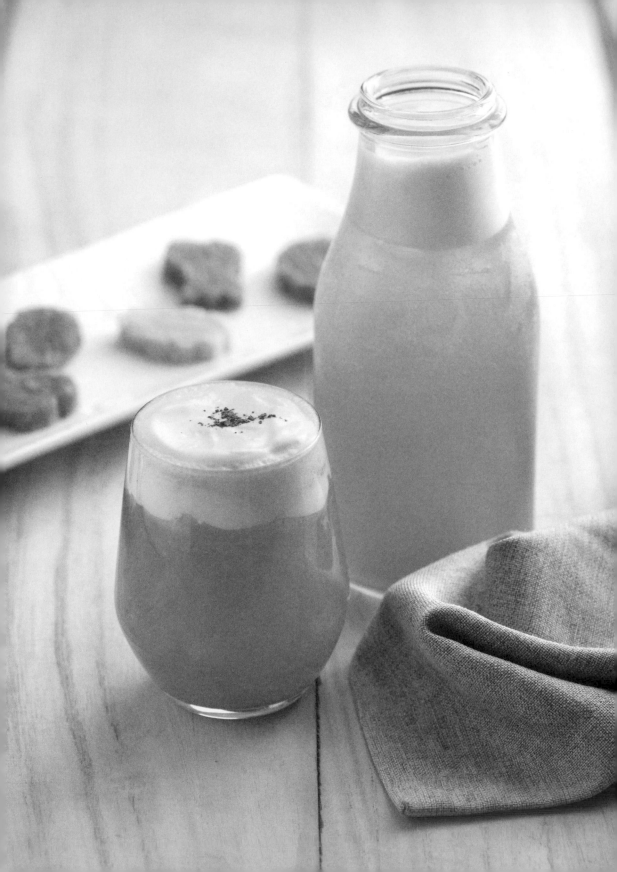

雪克泡沫綠茶／奶蓋綠茶、拿鐵

綠茶是相當受歡迎的飲品，研究也證實綠茶有益健康，因為沒有經過發酵，所以可以保留更多兒茶素、維生素C、茶胺酸等營養成分。不過也因為綠茶的葉綠素含量高，有些人喝了會造成腸胃不適，所以建議飯後喝較妥當。另外，沖泡綠茶時也忌諱以高溫熱水，會讓綠茶的苦味釋出，不妨等水煮開了之後放一下，讓它降至80℃是更適合的茶溫。

器具
黃金萃取杯
（如果沒有調理機可以用一般市售的手搖杯）

材料
綠茶包1包（8克）、熱水200cc、冰塊300公克、糖30公克

做法
❶設定功能鍵在「綠茶／咖啡」。
❷將綠茶包放入杯中加入熱水。
❸啟動開關，待機器自動停止即為綠茶湯。
❹取出茶包，再加入冰塊至刻度700毫升處及糖。
❺設定功能鍵在「調速」並確認轉速在1的位置。
❻啟動開關，將速度由1轉到7（約五秒），打到霧狀即完成冰雪克綠茶。
❼雪克綠茶上面加上奶蓋即為奶蓋綠茶，加上奶泡即為綠茶拿鐵。
❽冰雪克綠茶加入檸檬汁15cc打到霧狀，即完成雪克檸檬綠茶。
❾冰雪克綠茶加入適量綜合水果丁，即完成雪克水果綠茶。
※健康飲品建議使用果寡糖、赤藻糖或椰糖，美味無負擔。

營養小叮嚀

綠茶是未經發酵的茶，曾被《時代》雜誌票選為十大健康食物之一。含咖啡因可幫助提神，而主要成分兒茶素經研究指出，有降低膽固醇、維持皮膚健康、預防癌症等效用。雖然綠茶有很多功效，但不建議將茶飲取代白開水飲用。另外腸胃不好的人避免空腹攝取，對咖啡因敏感會心悸者則不建議飲用。

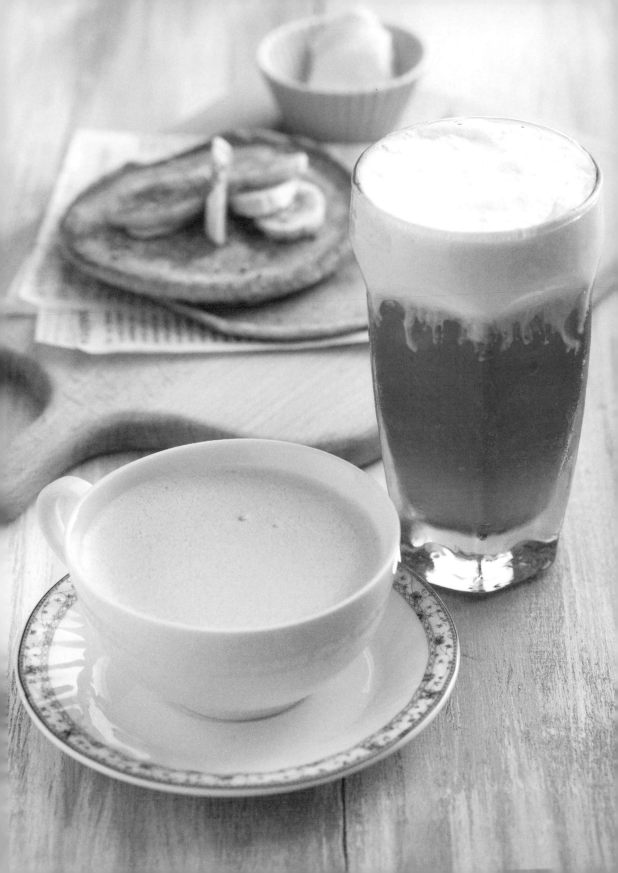

雪克泡沫紅／花茶／
奶蓋紅／花茶、拿鐵

紅茶和綠茶一樣都是飲料店炙手可熱的茶品，尤其加了奶泡的奶蓋紅茶，更是一年四季熱賣的流行飲品。不過手搖杯飲料最令人擔憂的就是用糖，幾乎九成以上都是使用人工果糖，即高果糖玉米糖漿，研究也證實它與糖尿病、脂肪肝的形成息息相關，更不要說一瓶700cc的飲料，平均便添加了七十公克的糖，相當驚人！在家自製飲品最大的好處便是能夠掌握糖的使用，除了份量之外，以果寡糖、赤藻糖或椰糖這些更加健康的糖來取代，自然不會喝掉健康！

器具
黃金萃取杯（如果沒有調理機可以用一般市售的手搖杯）

材料
紅茶包或花茶茶包1包（8克）、熱水 200cc、冰塊 300 公克、糖 30 公克

做法
❶ 設定功能鍵在「紅茶／花茶」。
❷ 將紅茶或花茶茶包放入杯中加入熱水。
❸ 啟動開關，待機器自動停止即為紅茶湯或花茶湯。
❹ 取出茶包，加入冰塊至刻度700毫升處及糖。
❺ 設定功能鍵在「調速」並確認轉速在1的位置。
❻ 啟動開關，將速度由1轉到7（約五秒），打到霧狀即完成冰雪克紅茶。
❼ 雪克紅茶上面加上奶蓋即為奶蓋紅茶／加上奶泡即為紅茶拿鐵。
❽ 冰雪克紅茶加入檸檬汁15cc打到霧狀，即完成雪克檸檬紅茶。
❾ 冰雪克紅茶加入適量的綜合水果丁，即完成雪克水果紅茶。
※健康飲品建議使用果寡糖、赤藻糖或椰糖，美味無負擔。

營養
小叮嚀

紅茶是經過發酵的茶，因為比綠茶多一道發酵過程，內含的兒茶素成分會減少八成並產生新的物質成分——茶黃素與茶紅素。研究指出，每天一小杯紅茶，可以抑制破骨細胞，進而預防骨質疏鬆，加點富含維生素 C 的檸檬，強健骨骼的效果更好。但有結石體質的人，要避免茶飲攝取過量，因草酸成分高，引起結石的風險會增高。

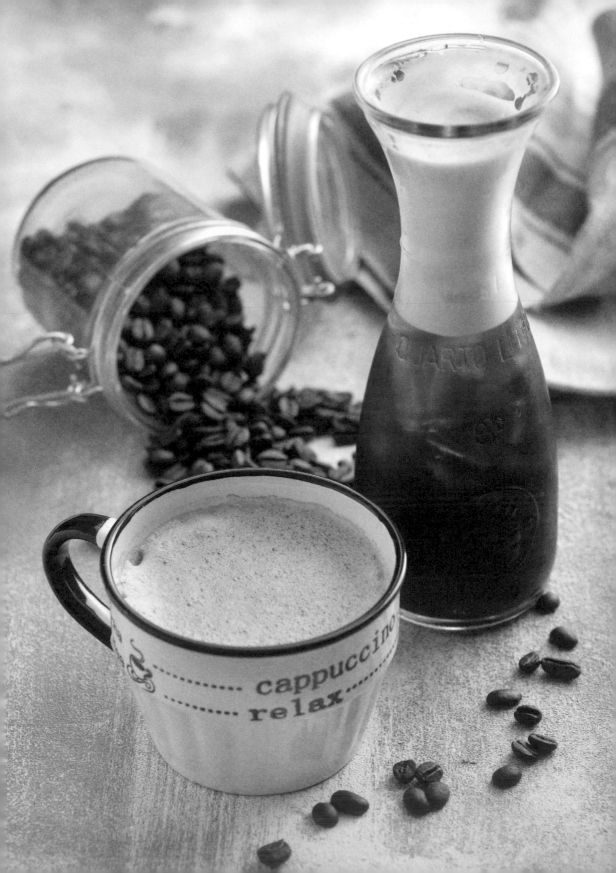

濃縮黑咖啡 / 雪克冰美式咖啡

許多人喜愛喝咖啡，但喝黑咖啡的人口畢竟比較少，多半喜歡加了牛乳的拿鐵咖啡，因此在市售飲品或是手搖杯中，最需注意的就是牛乳的使用。事實上在家製作好喝的咖啡並不難，尤其從現磨咖啡豆煮出來的香味和新鮮更非一般咖啡能比擬。不過要提醒的是，咖啡豆最好購買有信譽的新鮮產品，避免令人擔心的黃麴毒素、赭麴毒素殘留問題，而且趁新鮮盡速喝完，要喝之前再磨豆，除了口感更佳之外，也避免放太久受潮發霉，可能產生赭麴毒素，影響健康！

器具
黃金萃取杯
（如果沒有調理機可以用一般市售的手搖杯）

材料
咖啡包或即溶咖啡粉 15-25 公克、熱水 200cc、冰塊 200 公克、糖 20 公克

做法
❶ 設定功能鍵「綠茶／咖啡」。
❷ 將咖啡包或即溶咖啡粉加入熱水。
❸ 啟動開關，待機器自動停止即為熱濃縮黑咖啡（加入半杯熱水即為熱美式咖啡）。
❹ 將濃縮咖啡加入冰塊至刻度400毫升處及糖。
❺ 設定功能鍵在「奶泡」啟動開關，待機器自動停止即為雪克冰美式咖啡。
※健康飲品建議使用果寡糖、赤藻糖或椰糖，美味無負擔。

**營養
小叮嚀**

二〇一五年亞洲地區咖啡的消費金額已超越歐美，使咖啡有黑金之稱。近幾年甚至有報導指出，喝黑咖啡可以預防失智。咖啡中的咖啡因、綠原酸與多酚類，抗氧化力強，可保護腦細胞並降低失智風險，但一天要喝三到五杯才能達到效果，可能引發心悸，甚至有骨質流失的疑慮。所以與其透過咖啡預防失智症，不如多做能刺激大腦思考的事情，或許比較實際。

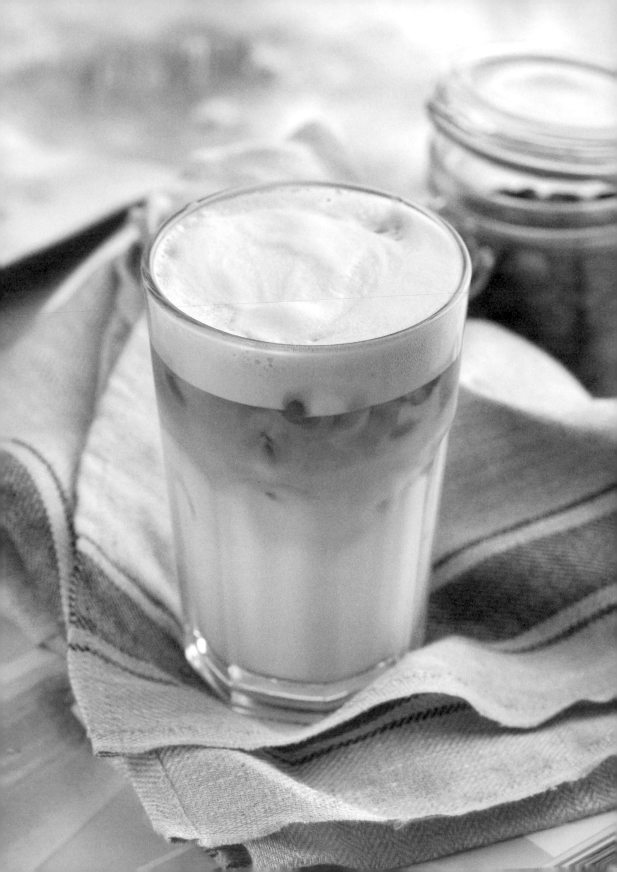

漂浮冰拿鐵

自己在家製作咖啡飲料最大的好處，就是咖啡的保存問題。大家都知道咖啡現磨最好喝，而且最好要喝的時候才磨。市售咖啡飲料標榜現磨並不難，但店家如何保存咖啡，是否不會囤積太多產品？保存環境是不是夠乾燥、安全，讓咖啡豆不易發霉？不得而知。所以鼓勵大家在咖啡豆的購買上，最好選擇有信譽的品牌，才不會在運送過程中出了問題又流到市面上販售，最後到消費者手上時，其實咖啡已經不新鮮了！

器具
黃金萃取杯
（如果沒有調理機可以用一般市售的手搖杯）

材料
濃縮黑咖啡……200cc
冰鮮奶……300cc
冰塊……適量

做法
❶ 取500cc咖啡杯，加入冰鮮奶和冰塊約七分滿。
❷ 慢慢注入萃好的濃縮黑咖啡即為漂浮冰拿鐵咖啡。

**營養
小叮嚀**

少數研究指出，喝咖啡會增加尿中鈣質排泄量，以及減少腸道鈣質的吸收而造成骨質疏鬆。事實上會不會增加骨鬆的風險，取決於一天喝下多少咖啡因含量，尤其是針對五十歲以上的女性，若一天攝取兩杯以上的咖啡或茶，確實會使髖關節骨折風險提升。但只要遵循一天不要超過一杯以上的咖啡，甚至加入一點含鈣質的鮮奶飲用，就不用太擔心囉！

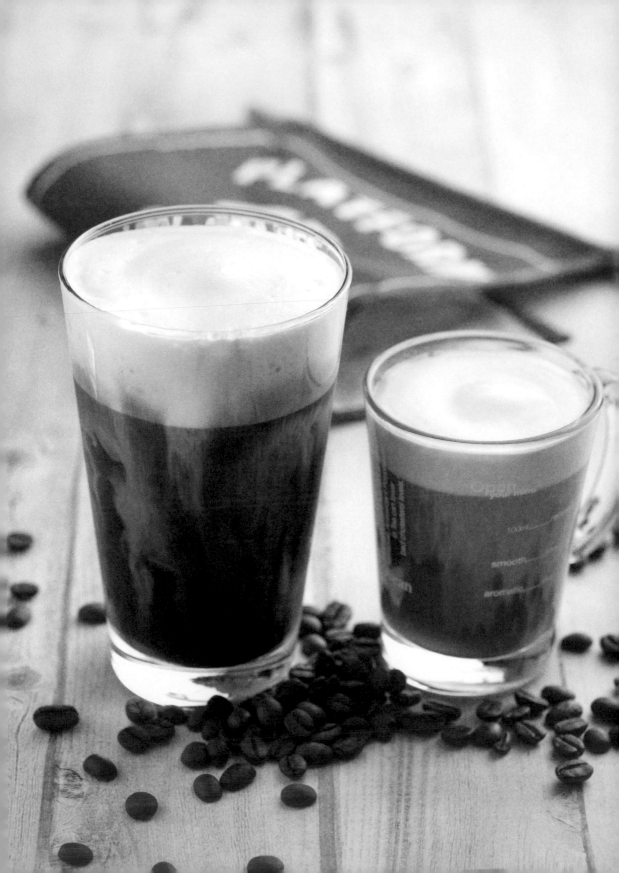

拿鐵咖啡 / 卡布奇諾

加了牛乳的拿鐵咖啡相當高人氣，但是在市售飲品或是手搖杯中，最須注意的就是牛乳的使用。很多人覺得市售的拿鐵咖啡喝起來就是香濃，店家標榜用的是鮮乳，怎麼跟自己在家裡做的差那麼多？事實上很多營業用的牛乳只是含有生乳，並非純鮮乳，還有許多添加物讓它產生濃醇的口感。學會製作鮮奶泡的技術，你會發現要喝濃醇的拿鐵咖啡其實不必用到鮮奶油，可以同時兼顧健康與美味！

器具
黃金萃取杯
（如果沒有調理機可以用一般市售的手搖杯）

材料
熱濃縮黑咖啡……300cc
鮮奶泡……適量

做法
❶ 先製作出熱濃縮黑咖啡及鮮奶泡。
❷ 取500cc咖啡杯。
❸ 倒入萃好的熱濃縮黑咖啡。
❹ 上面再慢慢注入鮮奶／鮮奶泡即為熱拿鐵咖啡／卡布奇諾。
❺ 雪克冰美式咖啡上面再慢慢注入鮮奶／鮮奶泡即為冰拿鐵咖啡／卡布奇諾。

營養
小叮嚀

到歐洲國家喝到的卡布奇諾，幾乎都會添加肉桂粉，台灣人似乎不太喜歡肉桂的氣味，所以大部分咖啡廳都會詢問卡布是否加肉桂粉，或是乾脆放在旁邊，讓顧客自己添加。肉桂是一味中藥材，有散寒、健胃、止痛的效果。在營養學來看，它富含香豆素、丁香酚、兒茶素、花青素等成分，有抗氧化、抗發炎的效果，還有研究指出肉桂中有增強胰島素的因子，有益血糖的控制，適量攝取有益身體健康。

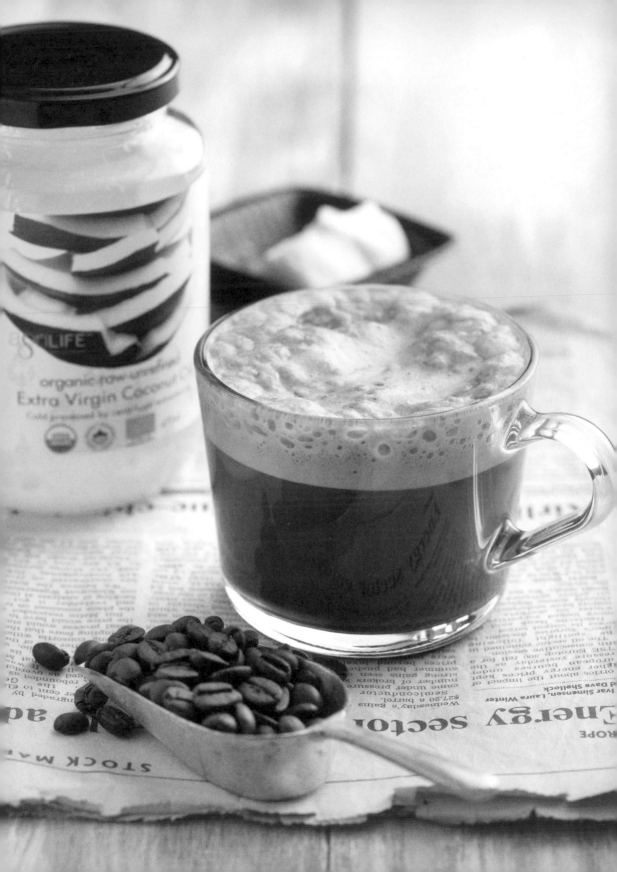

減糖生酮飲品──防彈咖啡 / 奶茶

近年來相當火紅的生酮飲食，採取的就是限醣飲食，也就是維持極低量的碳水化合物攝取，改以油脂來取代平常在碳水化合物得到的能量，讓人體得以燃燒脂肪，在脂肪分解後產生酮體。由於這樣的飲食法盛行，也讓防彈咖啡、防彈奶茶成為飲料界新寵。在傳統的做法中，防彈咖啡/奶茶高含量的油脂會以動物性奶油來製作，我特別添加椰子油，當然健康的用油如Omega-3豐富的亞麻仁籽油、紫蘇油都可以添加進去，讓一杯飲料同時可以喝到更多好油的營養。另外，以食物調理機的萃取杯製作的好處是不會油水分離，能夠油水融合得很好，所以更香濃好喝不油膩！

器具
黃金萃取杯
（如果沒有調理機可以用一般市售的手搖杯）

材料
濃縮黑咖啡（或熱紅茶）……250cc
有機椰子油或 MCT 油……1-2 湯匙
天然奶油（亞麻仁籽油或紫蘇油）……1 湯匙
赤藻糖……適量

做法
❶ 先泡出濃縮黑咖啡或紅茶。
❷ 設定功能鍵在「調速」。
❸ 將所有食材放入杯中。
❹ 啟動開關，將速度由1轉到7（約十秒）即為防彈咖啡／防彈奶茶。

營養
小叮嚀

最近許多人一窩蜂地實施生酮飲食，到底何謂生酮？簡單來說就是攝取非常低的碳水化合物、高比例的油脂，強迫身體利用「油」來生酮，是提供細胞能量的一種飲食模式。而防彈咖啡／奶茶是實施生酮好喝又方便的飲品，在咖啡或奶茶中加入天然奶油與椰子油攪拌均勻後當早餐食用，油脂在胃中消化慢，所以喝完會很有飽足感，不太會想吃其他東西。因為沒有吃到含糖的食物，不會昏昏欲睡，沒實踐生酮的族群也可以嘗試喔！

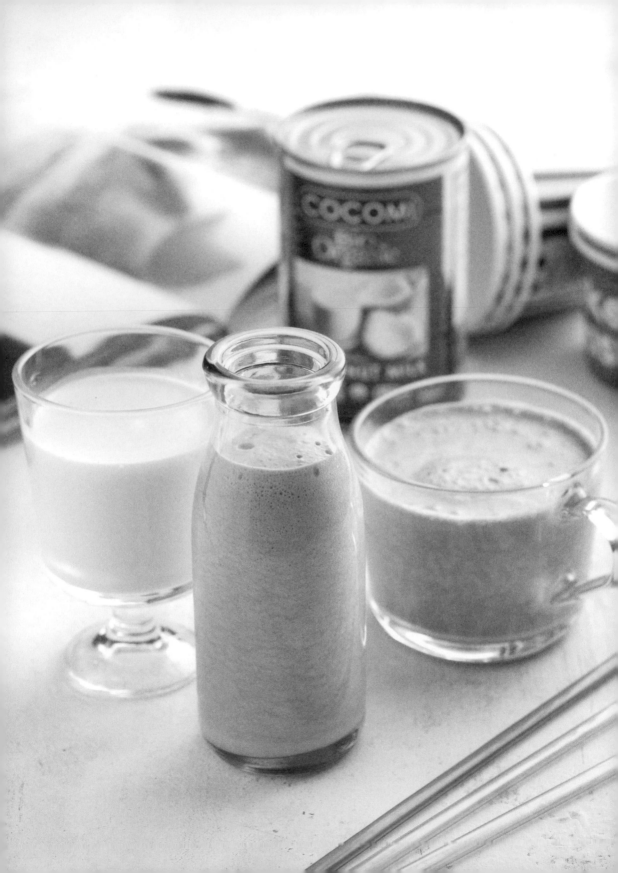

減糖生酮飲品——
原味椰香 / 巧克力 / 抹茶精力奶昔

在生酮飲品中，椰奶占了很重要的角色，由於必須限制碳水化合物的攝取，嚴格執行者包括麵粉、糖類、牛乳皆不碰。這道飲品利用椰奶和杏仁粉製造出香濃的奶昔口感，而在用糖部分，也有許多取代的選擇，像是赤藻糖、果寡糖、麥芽糖醇、甜菊糖等代糖，都能夠增加甜味卻不攝取到蔗糖糖分，不只生酮族群，對所有人來說也更加健康！

器具
黃金萃取杯
（如果沒有調理機可以用一般市售的手搖杯）

材料
椰奶 100cc、冷開水（原味優酪乳或冰鮮奶）100cc、赤藻糖（或果寡糖）20公克、冰塊 50 公克、杏仁粉（椰子粉或亞麻仁籽粉）2 湯匙、 巴德維揚光療法可以原味優酪乳再添加亞麻仁籽油或紫蘇油 1 湯匙

做法
❶ 設定功能鍵在「調速」。
❷ 將所有食材放入杯中。
❸ 啟動開關，將速度由1轉到10（約十秒）即為健康椰香奶昔。
❹ 加入可可粉一大匙啟動開關，將速度由1轉到7（約十秒），即為可可椰香奶昔。
❺ 加入抹茶粉或綠茶粉一大匙，啟動開關，將速度由1轉到7（約十秒），即為抹茶／綠茶椰香奶昔。

營養小叮嚀

市售奶昔高油、高糖，是減重朋友們的地雷飲品之一，但對在實施生酮的朋友來說，奶昔的高油成分就非常適合，但由於生酮不能吃到糖的食物，我們選用腸道不太會吸收、不會造成血糖上升的天然代糖——赤藻醣醇來取代。有血糖問題的人，也可以來一小杯解饞。

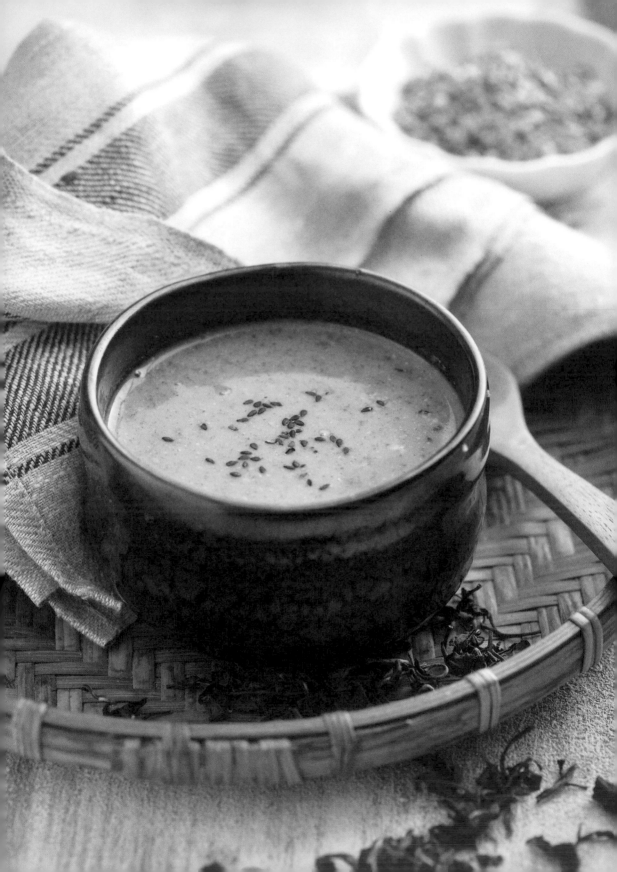

堅果糙米香擂茶

喝飲料與需要咀嚼的食物不一樣，在入口時格外輕鬆，這也是為什麼許多人喝完一杯700cc的手搖杯沒有什麼感覺，其實吸收的熱量已經破表！同樣的概念，如果我們能夠在輕鬆喝飲料的過程中，把更多的營養攝取進身體，何樂而不為呢？這道傳統客家擂茶的改良版，利用糙米取代白米，並加了多種堅果。堅果富含不飽和脂肪酸，很多小朋友如果不喜歡直接吃的話，做成這樣的飲品非常容易入口，也很適合當成早餐飲品喔！

材料
乾茶葉……1 湯匙（15g）
芝麻……2 湯匙（30g）
糙米香……2 湯匙（30g）
綜合堅果（花生、杏仁、核桃、松子、葵瓜子、南瓜子）……任選 3 湯匙（50g）
果寡糖（赤藻糖或椰糖）……1-2 湯匙
熱開水……600cc

做法
❶ 將1杯新鮮糙米洗淨後瀝乾，直接用乾鍋炒熟為糙米香備用（也可以用其他全穀類炒，如紫米、燕麥、藜麥等等）。
❷ 先將乾茶葉放入多功能食物調理機中打成粉狀後，加入芝麻、糙米香、堅果，啟動高速打成粉狀即可。
❸ 可以直接加入熱水及糖沖泡飲用，也可以加入茶湯中飲用，或煮成鹹的擂茶飯、擂茶麵。
❹ 炒香的全穀類如糙米、紫米、燕麥、藜麥等，平時可以用兩湯匙直接加入一杯熱開水泡茶飲用。

營養
小叮嚀

擂茶是客家人傳統的飲品，主要用生米、生薑、生茶製成，又稱為「三生茶」。這道改良版的擂茶，特別將白米用糙米取代，並加入了多種堅果種子類，不僅增加了膳食纖維、維生素 B 群的含量，還有來自堅果種子的不飽和脂肪酸、維生素 E 與鎂等營養素，讓喝茶不只是喝茶，還喝進去了全食物的營養素。

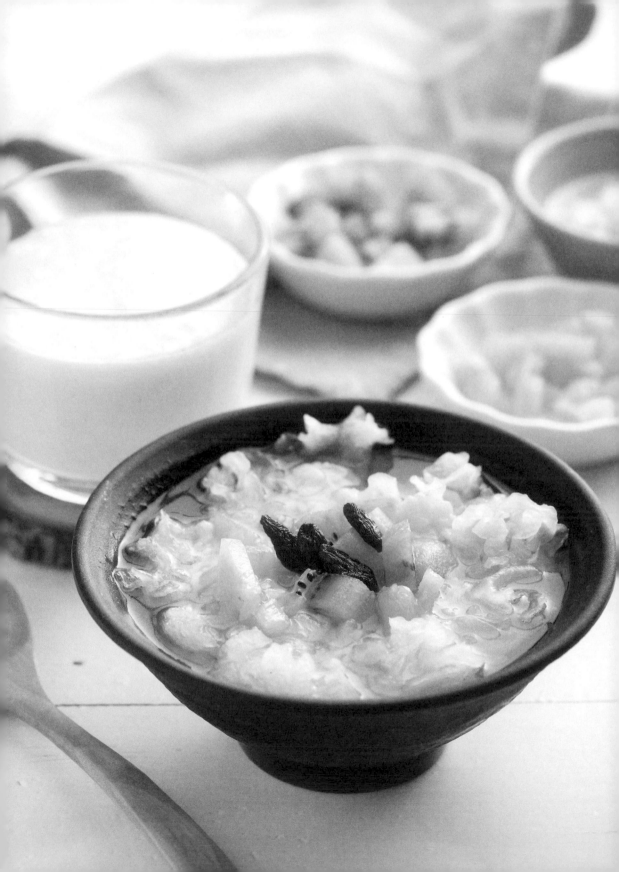

杏仁酒釀銀耳露、水果酒釀銀耳露

中式甜湯是深受老少喜愛的飲品，現在越來越多市售罐裝或瓶裝飲料都有健康取向的木耳露，但添加物仍然不少，自己在家做最安心。這兩道連孩子都喜歡的木耳露，使用了酸酸甜甜的奇異果、鳳梨水果，讓口感更加豐富、多層次。酒釀本身有十足的香氣，而甜味來源除了酒釀還有枸杞，都是天然食物，若還是覺得不夠甜，可再加入健康糖，才不會造成健康負擔！

材料
新鮮白木耳……1 朵（或乾燥白木耳 30g）
酒釀……半碗
南杏仁粉……半碗
奇異果丁……半碗
鳳梨丁……半碗
枸杞……半碗（洗淨熱水泡開）

做法
❶ 將新鮮白木耳洗淨或乾燥白木耳泡水十分鐘，等到變軟，再用剪刀剪掉底部黃黃的蒂頭，如果有點腥味，多用水沖洗幾次。

❷ 白木耳放入電鍋內鍋，加入水大概淹過就可以，外鍋放一杯水，煮約半個小時。

❸ 把蒸熟的白木耳兩湯匙、杏仁粉一湯匙及酒釀一湯匙加水300cc倒入多功能食物調理機裡高速打勻即可飲用杏仁酒釀銀耳露。

❹ 或是煮好的白木耳，就可以直接把杏仁粉及酒釀及枸杞拌進去吃，甜味不足的話可以加入少許糖。

❺ 白木耳可以煮一些起來，放到冰箱保存，想吃的時候，直接拌酒釀及水果丁就可以食用水果酒釀銀耳露，冷熱皆宜。

營養小叮嚀

白木耳又稱銀耳，富含豐富水溶性膳食纖維與膠質，能潤肺並讓皮膚 Q 彈。大部分的銀耳露，不外乎就是跟紅棗枸杞熬煮，但這道特別加了酒釀取代冰糖，不僅可以提取甜味，還有促進循環的效果。另外再加上富含酵素的水果，如奇異果、鳳梨等，還能幫助消化吸收，成了全家大小都喜愛的甜點

國家圖書館出版品預行編目資料

王明勇健康好煮義 / 王明勇 著 . -- 初版 . --
臺北市：皇冠，2018.6 面；公分 . --
（平安叢書；第 0597 種）（真健康；060）

ISBN 978-986-96416-1-6（平裝）

1. 食物 2. 健康飲食 3. 食譜

411.3   107006889

平安叢書第 0597 種
真健康 60

王明勇健康好煮義

作　　者—王明勇
發 行 人—平雲
出版發行—平安文化有限公司
　　　　　台北市敦化北路 120 巷 50 號
　　　　　電話◎ 02-27168888
　　　　　郵撥帳號◎ 18420815 號
　　　　　皇冠出版社（香港）有限公司
　　　　　香港上環文咸東街 50 號寶恒商業中心
　　　　　23 樓 2301-3 室
　　　　　電話◎ 2529-1778　傳真◎ 2527-0904
總 編 輯—龔橞甄
責任編輯—張懿祥
美術設計—嚴昱琳
著作完成日期— 2018 年 1 月
初版一刷日期— 2018 年 6 月

法律顧問—王惠光律師
有著作權 · 翻印必究
如有破損或裝訂錯誤，請寄回本社更換
讀者服務傳真專線◎ 02-27150507
電腦編號◎ 524060
ISBN ◎ 978-986-96416-1-6
Printed in Taiwan
本書定價◎新台幣 350 元 / 港幣 117 元

● 【真健康】官網：www.crown.com.tw/book/health
● 皇冠讀樂網：www.crown.com.tw
● 皇冠Facebook：www.facebook.com/crownbook
● 皇冠Instagram：www.instagram.com/crownbook1954
● 小王子的編輯夢：crownbook.pixnet.net/blog

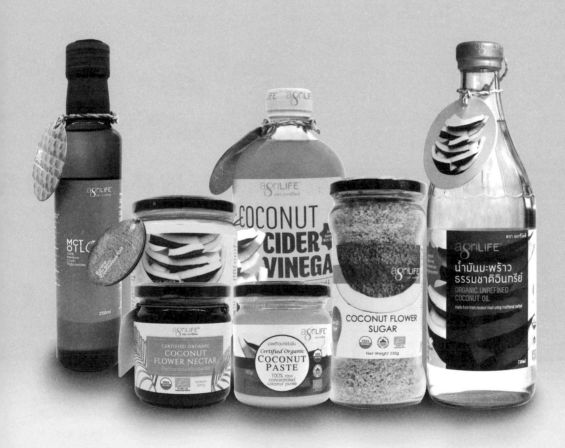

agriLIFE

All the benefits of COCONUTS in a bottle

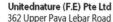
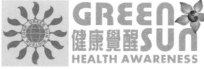

 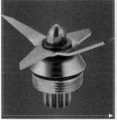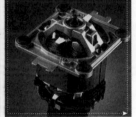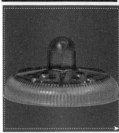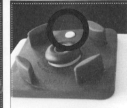
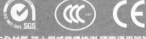

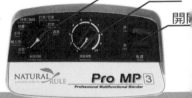 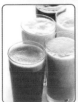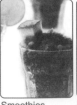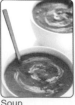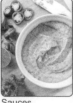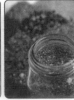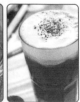

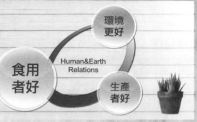

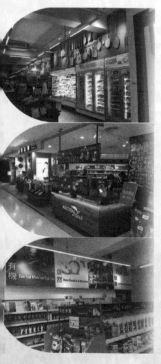
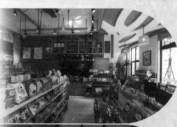
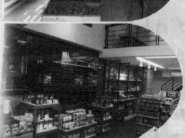
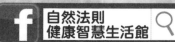
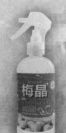

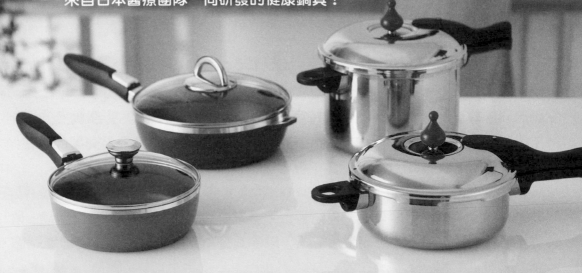
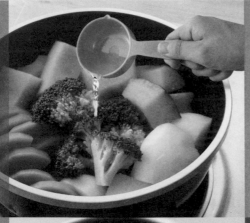
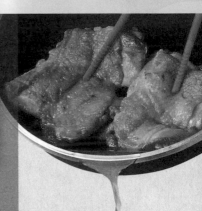
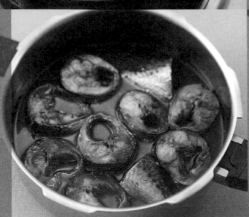
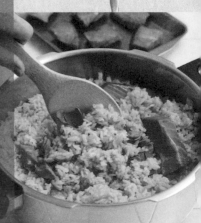
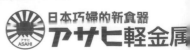